# Dulces sueños

## Cómo superar el insomnio

1.

**TÉCNICAS Y SUGERENCIAS PARA CONCILIAR EL SUEÑO**

Dra. Romin
   Dulces sueños. - 1a ed. - Buenos Aires : Dos Tintas ,
2013.

   80 p. ; 19x13 cm.

   1. Medicina.
CDD 610

# ÍNDICE

# INTRODUCCIÓN

Insomnio es no tener sueño. Pero vayamos por partes: ¿qué es no tener sueño?

No tener sueño significa a la vez no poder conciliar el sueño (es decir: no poder dormir) y no tener sueños (es decir: no soñar). La imposibilidad de dormir genera en el cuerpo cansancio físico, pero además de este existe otro tipo de cansancio: el cansancio mental. La falta de sueños que genera el no dormir es tan peligrosa como el cansancio físico que genera el insomnio.

Los sueños son, por llamarlos de alguna manera, sucesos que no por cotidianos resultan poco extraños.

Mayormente recortan arbitrariamente datos de la percepción cotidiana y los reordenan de manera caprichosa para generar, en la nueva combinación, un sentido oculto que vibra en la misma realidad, y que es imperceptible cuando el sistema consciente es el que manda. De lo que nada se sabe es del soporte que los sueños tienen... ¿son pensamientos, son imágenes, son ideas? (suponemos que nada de esto: los sueños parecen tener una materialidad propia, parecen estar hechos de alguna cosa que solo existe en ellos).

Pero sigamos aclarando la situación: ya nombramos al sistema consciente y, antes, al inconsciente. ¿Qué son? ¿En qué se diferencian?

Sigmund Freud, el fundador austriaco del Psicoanálisis, postula en los inicios del siglo XX la siguiente teoría: la mente humana ordena sus conocimientos (todo el fruto de su percepción) en tres niveles interconectados (los llama consciente, preconsciente e inconsciente).

El nivel consciente (imaginémoslo como un compartimento, como una caja en la que se guarda información diversa) almacena aquella información que utilizaremos para manejarnos en la vida cotidiana (ordenada y clasificada). El nivel inconsciente, por su parte, guarda información latente: la tendremos pero no a mano (o la tendremos pero sin saber que la tenemos). El nivel preconsciente funciona como vaso comunicante entre ambos compartimentos.

El sueño, lo onírico, es la manifestación, afirma Freud, del inconsciente: en el momento del soñar es el inconsciente el que toma el mando y recorta y entremezcla los datos de la realidad para revelar sentidos nuevos, ocultos al conocimiento consciente (el sistema consciente, claro, es el que domina la vigilia). Por eso una de sus obras capitales se denomina *"La interpretación de los sueños"*; interpretando el contenido de los sueños trabajará el psicoanalista, para encontrar en los sueños la manifestación de todo lo que el paciente sabe de sí mismo pero no sabe que sabe.

Una persona que no puede dormir (y que, entonces, no puede soñar) no se enfrenta nunca al momento del predominio del inconsciente. El insomne no puede relajarse nunca a nivel físico (no puede descansar su cuerpo) pero tampoco puede darle a su cerebro el momento de vuelo que este necesita para relajarse y para poder operar adecuadamente.

Es que los sueños, la manifestación del inconsciente, sirven, además de para ponernos al alcance de la mano aquello que sabemos y no sabemos que sabemos (para lo cual es necesario interpretarlos, y así hacer consciente aquello que sabemos y que no sabemos que sabemos), los sueños sirven, decíamos, para relajar el sistema consciente: esto es posible por la entrega del mando que se da en el momento del dormir: es el inconsciente el que configura la realidad mientras el sistema consciente descansa. El no poder dormir afecta a la persona que padece de insomnio tanto a nivel físico como a nivel mental.

El insomnio es una enfermedad que padece, en distintos grados, gran parte de la población. El mundo moderno genera estrés en las personas, lo cual hace que, para muchos, sea difícil conciliar el sueño. Pero el insomnio no aparece exactamente con la modernidad, sino que es una enfermedad que persigue al hombre desde épocas más remotas.

¿Desde cuándo el hombre padece de insomnio?

La respuesta, claro, no puede ser exacta: suponemos que desde siempre, desde que a alguien una preocupación lo llenó de modo tal que le hizo imposible conciliar el sueño en una noche que se le hizo más y más larga. Suponemos que esea persona, al otro día, estuvo cansada a un nivel tal que le impidió rendir en sus actividades de manera adecuada.

Lo que sí sabemos es que es en la modernidad cuándo el mal se expande: el estrés que genera el mundo del trabajo asalariado, que surge con la revolución industrial (la primera de las dos revoluciones que marcan el inicio de la edad moderna: la otra es la revolución francesa), hace que la enfermedad del insomnio crezca entre la población; la cantidad de gente que padece hoy de insomnio es mucho mayor a la que lo padecía en la antigüedad.

Esta, que podría ser una afirmación caprichosa, sin embargo no lo es: diferentes datos la confirman, uno en particular, bastante ilustrativo: una encuesta realizada en el año 2000 por la Organización Mundial de la Salud en veinte capitales de países centrales hace notar que más del 25% de la población sufre o sufrió alguna vez de algún tipo de insomnio o falta de sueño. El dato, creemos, es contundente: imaginemos una gran ciudad de noche. Tres cuartos de la población duerme plácidamente después de la agotadora jornada de trabajo: el resto, el cuarto restante, no duerme. Da vueltas y vueltas en la cama intentado conciliar un sueño que, esquivo, se le niega.

La proliferación del insomnio, a su vez, genera que los médicos empiecen a probar tratamientos que ayuden a curar la falta de sueño y que comiencen, entonces, a definir la enfermedad de modo científico; ya no será vista como una alteración causada por designio divino sino como un mal que puede ser analizado, estudiado y también, por qué no, tratado y curado. Muchos de los tratamientos que empezaron a surgir con la modernidad, serán vistos en la segunda sección de nuestro libro.

Pero no nos adelantemos: esta primera sección, la que ahora nos convoca, estará destinada a definir al insomnio, a delimitar el territorio de la enfermedad. Intentaremos responder a tres preguntas:

-¿Qué es el insomnio?

-¿Cuáles son las causas por las que una persona puede padecer de insomnio?

-¿Qué males genera la falta de sueño?

Respondiendo a estas tres preguntas, creemos, habremos delimitado en gran medida el problema del insomnio.

Saber en qué consiste exactamente la enfermedad, saber cuáles son las causas que pueden generarla, saber cómo afecta al cuerpo la falta de sueño: estos tres serán los puntos de partida que nos permitirán, luego, meternos de lleno en el tema de las curas que existen para el mal del insomnio.

Comencemos entonces. El primer capítulo de nuestro libro estará dedicado a saber qué es exactamente el insomnio (y también, claro, a saber qué no es).

Adelante...

# ¿QUÉ ES EL INSOMNIO?

## ¿QUÉ ES EL INSOMNIO?

Puede definirse al insomnio como una alteración del sistema nervioso caracterizada por la imposibilidad de dormir a causa de la falta de sueño, sea por dificultad para conciliarlo o por despertarse súbitamente y no poder reanudarlo. El insomnio genera estados de nerviosismo y fatiga, y, como vimos, afecta a un cuarto de la población urbana. Pero avancemos... ¿de qué hablamos cuando hablamos de insomnio?

Todas las personas tienen noches de desvelo ocasionalmente y para la mayoría de ellas esto no es algo preocupante. Sin embargo, el 25% de la población de las grandes urbes informa sobre problemas ocasionales para conciliar el sueño, y el insomnio es un problema crónico para aproximadamente el 10% de la población.

En estos casos, la falta del descanso gratificante deteriora la capacidad de la persona para desempeñarse en sus actividades diarias, ya sea porque están demasiado cansadas o porque tienen problemas para concentrarse.

El insomnio, entonces, genera bajos rendimientos en el empleo y pérdidas monetarias para los empleadores. Pero ¿cuánto tendría que dormir una persona para rendir adecuadamente en sus actividades?

La mayoría de los adultos se desempeñan bien durmiendo ocho horas cada noche hasta los sesenta años de edad; después de esta edad seis horas pueden ser suficientes. Aunque los ancianos necesitan dormir menos, casi la mitad de las personas mayores de sesenta años sufren de algún grado de insomnio.

La mejor forma de medir la cantidad de sueño que se necesita es saber cómo se siente el individuo. Si se despierta sintiéndose renovado es porque está durmiendo lo suficiente. Para algunas personas, este bienestar se logra durmiendo solo cuatro horas, mientras que otras puede necesitar hasta diez horas de sueño para poder sentirse descansadas.

El uso de sedantes de acción prolongada o en altas dosis para curar el insomnio puede, en lugar de mejorarlo, empeorar el problema con el tiempo. El uso de antihistamínicos (el ingrediente principal en las pastillas para dormir de venta libre) puede también llevar a dificultades similares y con el tiempo igualmente pueden llegar a ocasionar un deterioro de la memoria de tipo irreversible.

Los calmantes fuertes inducen frecuentemente una tolerancia al medicamento y no proporcionan un sueño natural y tranquilo. Como resultado, la persona puede sentir más dependencia del medicamento y concluir que necesita una mayor cantidad. El círculo vicioso se vuelve peor. Las dosis mayores empeoran las posibilidades de dependencia, tolerancia y efectos secundarios. La suspensión de los medicamentos puede causar insomnio de rebote y síndrome de abstinencia.

En la mayoría de las personas, los problemas de insomnio son generalmente ocasionados por los malos hábitos para dormir y casi nunca por una enfermedad letal. Sin embargo, si se están presentando dificultades para conciliar el sueño, es necesario someterse a una evaluación de los niveles de depresión, ya que el insomnio es un síntoma clave de este trastorno.

El insomnio puede provocar una reducción en los niveles de energía, irritabilidad, desorientación, ojeras, cambios en la postura y fatiga.

El hecho de consultar a un psiquiatra, a otro médico o a otro experto en salud mental puede servir para evaluar los trastornos psiquiátricos que llevan al insomnio. Los antidepresivos, usualmente, pueden ayudar no solo a mejorar los trastornos del sueño, sino también los de depresión, y son medicamentos que no ocasionan las mismas preocupaciones acerca de la dependencia y la tolerancia como los sedantes.

Las pesadillas y los sueños que interfieren con la conciliación del sueño pueden también responder bien a la terapia, que, encontrando sus causales profundas (el momento de génesis del, por llamarlo de alguna manera, trauma), puede dedicarse a curar los síntomas.

Si bien se ha considerado al insomnio como un síntoma de otro tipo de trastornos, los especialistas afirman que el insomnio se da más frecuentemente en personas sin ningún otro problema. Por eso, afirman, su tratamiento como elemento aislado es importante, incluso cuando acompaña a algún otro problema: su mejora influye de manera importante en la solución de los trastornos a los que se asocia.

Esta autora considera que se ha demostrado también en diversos estudios longitudinales que la presencia del insomnio puede llegar a precipitar problemas diversos como la depresión, la ansiedad, etcétera.

## DEFINICIÓN DE INSOMNIO

La Organización Mundial de la Salud (OMS) define el insomnio primario como una queja que dura al menos un mes con dificultades en iniciar o mantener el sueño o de que este no sea reparador.

En la definición de la OMS se hace hincapié en el hecho de que exista la queja porque se ha comprobado que, con patrones de sueño similares, algunas personas lo viven sin problema, porque no achacan a la falta de sueño sus dificultades y fatigas diarias, mientras que otros sí lo hacen.

Ya sabemos, entonces, cómo se define el insomnio... pero ¿qué significa exactamente la palabra que define al mal?

Insomnio significa "sin sueño". El insomne será entonces aquel que no tenga sueño, aquel que no pueda dormir.

La palabra (de origen griego) persigue a innumerables personas que no pueden dormir de noche, que no pueden descansar; son aquellos insomnes que, sin sueño, careciendo de él, a pesar de sus ganas de dormirse, transcurren las noches desvelados, dando vueltas en la cama, esperando ansiosos la llegada del sueño: esa misma ansiedad por dormir será a la vez causa y consecuencia del insomnio, ya que la llegada del sueño requiere de la total relajación de la persona. El insomnio también es conocido como:

-Incapacidad para dormir
-Disomnia
-Desvelo
-Estado de vigilancia eterna

El insomnio es una enfermedad que se presenta en tres formas diferenciadas. Si bien cada una de ellas se interrelaciona con las demás, podemos distinguir entre las formas del insomnio:

-La dificultad para conciliar el sueño apenas se va a la cama.
-El despertarse muy temprano por la mañana.
-El despertarse frecuentemente durante la noche.

Todos estos tipos de insomnio pueden ocasionar somnolencia diurna, baja concentración e incapacidad para sentirse fresco y renovado en las horas de la mañana. Frecuentemente la persona que padece de insomnio es afectada por las tres formas del mismo; otras personas, en cambio, solo padecen de alguna de las formas, o de dos de ellas. No son, por eso, más afortunados.

## EL INSOMNIO EN EL MUNDO MODERNO

El insomnio es un trastorno íntimamente ligado al estilo de vida, por lo que el diagnóstico debe tener en cuenta tanto las circunstancias que rodean la actividad familiar y social del individuo como la situación laboral que presenta.

El insomnio ha crecido notoriamente con el avance de la modernidad: la luz eléctrica y los horarios extendidos que proponen las grandes urbes hacen que para algunas personas excesivamente nerviosas se haga difícil conciliar el sueño.

La razón es sencilla: el que padece insomnio no puede relajarse porque no puede parar de preocuparse por sus actividades, por sus problemas. Sería, suponemos, más sencillo en la antigüedad enfrentarse al placer del sueño: no había, en ese entonces, nada que hacer en la noche más que descansar. El mismo ritmo de vida de las personas premodernas hacía que en ellos las preocupaciones no impidieran el sueño: por la noche era imposible dedicarse a las actividades cotidianas (la falta de luz era la fuente de esa imposibilidad).

En el mundo moderno las cosas han cambiado. La gente suele estar preocupada, por ejemplo, por sus actividades incluso en horarios nocturnos: esto se da porque el insomne sabe que podría levantarse y continuar, en muchos casos, con las mismas. Pero la misma idea de trabajar por las noches después de haber trabajado todo el día es alocada. El que la considera, sabe en su fuero más íntimo que la mejor manera de trabajar al otro día es durmiendo bien por la noche.

Aún así, el problema no es de fácil solución.

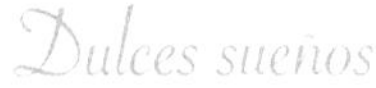

El insomnio es, por ejemplo, uno de los trastornos más comunes entre las personas que trabajan en turnos de noche debido a la alteración de los ritmos circadianos y a diversos factores sociales. Las personas que trabajan de noche también sufren más estrés, depresión y tienen índices más elevados de separación y divorcios, ya que la vida familiar se resiente si los cónyuges no coinciden en sus horarios.

Por otra parte, es frecuente el abuso de café y tabaco en un intento por mantenerse despierto durante el trabajo, y de alcohol y fármacos hipnóticos para adquirir el sueño.

En estos casos el trabajador debe intentar dormir el máximo tiempo posible durante el día y pensar que el sueño es una prioridad, por encima de otras actividades familiares o sociales.

En caso contrario, su salud puede resentirse de manera grave, porque el sueño es un momento especialmente importante para el ser humano.



## LA IMPORTANCIA DEL SUEÑO

El sueño es muy importante para nuestro equilibrio físico, intelectual y mental: la función principal del sueño es restaurar y recuperar las funciones cerebrales.

La duración y profundidad del sueño varía de una persona a otra, en promedio es de siete horas pero puede variar de cuatro a diez horas según los hábitos y edades (la duración del sueño es más larga en los niños y disminuye con la edad).

La alternancia del ciclo vigilia-sueño resulta de la acción de diferentes substancias ligadas al ritmo circadiano (reloj interno de nuestro organismo sobre un ciclo de veinticuatro horas). Estas sustancias son la noradrenalina, la acetilcolina y la serotonina, de ésta ultima proviene la melatonina u hormona del sueño, y cuyo precursor es un ácido aminado esencial (el triptofano) que se encuentra en los huevos, la leche, la carne y los cereales de nuestra alimentación.

Bajo los efectos de la oscuridad la glándula pineal libera la melatonina y su secreción es máxima entre la una y las cinco de la mañana.

Existen dos fases del sueño:

-El sueño lento, dividido en cuatro estados, cada uno más profundo que el otro. El último de estos estados, llamado "sueño delta", es el umbral en el cual el individuo es más difícil de despertar.

-El sueño llamado paradójico es el sueño que marca el final de cada ciclo. Al despertarse después de esta fase, el individuo guarda un recuerdo muy vivo del sueño que acaba de tener. Una noche de sueño normal comprende de cuatro a cinco ciclos completos.

15.

# LAS FORMAS DEL INSOMNIO

El insomnio, ya lo vimos, se define como la incapacidad de lograr un sueño adecuado y se manifiesta tanto en forma de dificultad para empezar a dormir, como en forma de despertares prematuros, insuficiente cantidad de sueño, o sensación de no sentirse descansado después de una noche de sueño. Puede deberse a una diversidad de factores tanto internos como externos o anomalías propias del mecanismo de control del ritmo vigilia-sueño.

Es un problema que afecta a muchas personas, especialmente de los países más industrializados, en las que disminuye su calidad de vida e influye en su ritmo de trabajo. Por otra parte constituye uno de los principales motivos de accidente laboral debido a la incapacidad de atención que muestra quien lo padece.

Afecta más a las personas mayores y a las mujeres durante el embarazo y la menopausia que a las jóvenes y a los hombres. Se necesita cubrir las necesidades de sueño para encontrarse bien. Un problema de ausencia de sueño prolongado produce un estado de irritabilidad en quien lo padece, pudiendo ocasionarle una depresión.

Pero no existe solo una, sino que hay muchas formas de insomnio: tardar demasiado tiempo en dormir, despertarse mucho antes del momento de levantarse, despertarse muchas veces por la noche o tener la sensación de que no se ha dormido bien y no se ha descansado. Ampliemos nuestra clasificación:

-Insomnio de conciliación: cuando las dificultades se presentan para iniciar el sueño.

-Insomnio de mantenimiento: cuando comenzar el sueño es fácil, pero mantenerlo estable durante la noche es muy difícil. Cuando en el transcurso de la noche se presentan despertares frecuentes, lo cual deja al día siguiente sensación de cansancio.

-Insomnio terminal: cuando la persona no tiene dificultades para comenzar a dormir, pero se levanta más adelante, en la noche, y no puede volver a conciliar el sueño.

## INSOMNIOS CRÓNICOS Y TRANSITORIOS

Ya hablamos de las tres formas del insomnio. Ahora será el momento de distinguir entre dos tipos de insomnio que pueden relacionarse con cada una de las tres formas que mencionamos anteriormente. Tenemos que distinguir entre un problema de sueño temporal que es aquel que puede durar unos veinte días, más o menos, y un problema de insomnio crónico, cuando se prolonga más de este período. Veamos. Se distinguen dos tipos de insomnio:

-Insomnio transitorio: es el que dura menos de tres semanas. Resulta como consecuencia de episodios de estrés repentino, enfermedad pasajera, cambios de horario por viajes o falta de sueño en forma temporal. Se manifiesta como dificultad para empezar a dormir, dificultad para mantenerse dormido o despertares prematuros en la madrugada, incluso puede haber dificultad para dormirse durante el día. La ansiedad es una de las causas más comunes; los patrones normales de sueño usualmente se recobran en dos o tres semanas. En su origen, como dijimos, intervienen numerosos factores que generalmente pueden ser modificados, como los ambientales y relacionados con el estilo de vida, ciertas enfermedades y los fármacos con los que se tratan. Cerca del 90% de la población urbana admite haber sufrido un episodio de insomnio a lo largo de su vida.

-Insomnio crónico: si el insomnio ha durado más de tres semanas debe considerarse como insomnio crónico. Entre las causas más comunes pueden citarse: dolores, dificultades para respirar, úlceras, asma, parkinsonismo. Los problemas depresivos de tipo endógeno se caracterizan por la dificultad para mantener el sueño con despertar prematuro. Los pacientes que lo padecen generalmente se encuentran fatigados, irritables, tensos y deprimidos. Hay un grupo de pacientes que presentan estas manifestaciones con insomnio que ha durado desde la niñez y que además tienen una historia familiar del problema, sin ningún factor interno o externo asociado: esta condición se considera como insomnio primario. El insomnio crónico puede ser el resultado de otros trastornos del sueño como apnea nocturna y narcolepsia. Puede ser percibido como una patología que interfiere en la actividad diaria del enfermo con graves consecuencias físicas y psíquicas.

# EL INSOMNIO COMO INCAPACIDAD DE CONCILIAR EL SUEÑO NORMAL

Muchos especialistas proponen un modelo para entender el insomnio como un fallo de los mecanismos que llevan a conciliar el sueño normalmente, por ello parten de un modelo de la forma en que se desencadena el sueño.

Afirman que dormir bien es una función automática que se desencadena asociada a factores como:

-Una situación fisiológica determinada (es decir: un cansancio interno).

-Un momento del día (que es generalmente la llegada de la noche).

-Un ambiente adecuado (como una cama y una habitación agradables).

Estos estímulos, internos y externos, facilitan:

-Una desactivación fisiológica.
-Una desactivación cognitiva.

Ambas son necesarias para que el sueño se desencadene.

Cualquier fallo en estos elementos puede conducir a dormir mal una noche, pero si se rompe el automatismo se puede entrar en un proceso crónico que da lugar al insomnio. Dentro del modelo mencionado aparecen dos elementos básicos para conciliar el sueño:

-El automatismo; porque el sueño aparece cuando quiere y no podemos hacer nada voluntario e inmediato para conseguirlo. Es más, se da la paradoja de que los esfuerzos para conciliar el sueño son uno de los principales motivos para no dormir; esto ocurre porque pensar que no se va a poder conciliar el sueño y creer que por lo tanto no se va a estar lo suficientemente despierto para rendir al día siguiente, enfada al insomne y le lleva a redoblar sus esfuerzos para dormirse y un esfuerzo implica una activación que impide que se den las condiciones necesarias para dormir porque nos acerca a la vigilia.

-La plasticidad. Además del automatismo se afirma que es importante la plasticidad que lleva a acomodarse a cambios en el sueño (permite que, aunque sea un mal día o haya ocurrido un cambio de residencia o un cambio en el horario de trabajo, el sueño se concilie igual). El que duerme bien se ajusta de tal manera que, por una parte, no se preocupa por haber dormido mal un día y, por otra, sabe que el sueño de los días siguientes le permitirá recuperarse fisiológicamente.

De acuerdo con este modelo, cuando no se dan las condiciones no se dispara la función automática del dormir; así una situación fisiológica no adecuada, un ambiente físico no propicio y/o una activación fisiológica y/o cognitiva son los elementos que pueden llevar a no dormir una noche.

Cuando las condiciones adversas tienen una cierta duración y la persona no tiene la suficiente plasticidad para acomodarse a ellas, se puede producir una ruptura del automatismo necesario para conciliar el sueño y aparece el insomnio como problema.

## EL INSOMNIO COMO ENFERMEDAD

Del insomnio podemos decir que es la dificultad de conciliar el sueño, el despertarse repetidas veces durante la noche o mucho antes de sonar el despertador. Esto es normal si sucede de vez en cuando. Puede convertirse en algo habitual y diario, y si se repite durante muchos días, habrá que consultar al médico para que él encuentre la causa del tal insomnio, pueda hacer un diagnóstico y dar un tratamiento adecuado. Pero detengámonos un momento en la siguiente pregunta: ¿es el insomnio una enfermedad? Si entendemos a la misma como una dolencia crónica o temporal pero aguda, lo es. Si bien, como ya dijimos, algunos especialistas consideran que es solo un síntoma, actualmente se considera al insomnio una enfermedad.

Ahora bien: si el insomnio es una enfermedad, ¿qué especialista lo trata: neurólogo o psiquiatra? La respuesta no por sencilla es poco aguda: si los trastornos son de orden emocional, una terapia psicológica puede ayudar a vencer los síntomas del insomnio. Cuando el problema involucra patologías más complejas, el tratamiento debe asumirlo un neurólogo.



## EL INSOMNIO EN LOS NIÑOS

El porcentaje de niños con problemas de sueño es del orden del 50 al 70% del total. Los niños en edad preescolar generalmente no duermen todas las horas de la noche: recién a partir de los cinco años es cuando la mayoría comienza a dormir bien.

En los niños que presentan problemas de sueño, debería siempre descartarse cierto tipo de trastornos como apnea nocturna, epilepsia y asma, además debería descartarse la posibilidad de daño cerebral. Si todas estas posibilidades están descartadas, probablemente el niño que no puede dormir padezca de algún tipo de insomnio.

Últimamente se ha encontrado una frecuente asociación entre insomnio y abuso infantil, por lo que debería tomarse en cuenta esta posibilidad en algunos de los casos de niños que presentan insomnio. En los niños en los que no se logra determinar ningún tipo de problema como los expuestos anteriormente, generalmente las causas resultan ser algunos trastornos de comportamiento.

Algunas de las medidas para control del problema de insomnio en niños pueden incluir disminución de posibles períodos de sueño durante el día además de forzar un programa regular de sueño durante la noche.

## ¿A QUÉ SE CONSIDERA UN DORMIR NORMAL?

Antes que nada digamos que se considera normal (término medio) que una persona se duerma entre los cinco y los quince minutos luego de acostarse y cerrar los ojos. Es también normal (o esperable) que el sueño fisiológico dure entre siete y ocho horas.

Claro que se necesitan menos horas de sueño a medida que aumenta la edad: se duerme más en la infancia que en la edad adulta y, por otro lado, se ve que con la edad el insomnio crece. También existen las personas que durmiendo cinco a seis horas se mantienen activas y otras solo pueden hacerlo si su sueño fisiológico es de ocho a diez horas nocturnas.

En todo caso, un buen dormir genera en la persona el levantarse descansado, fresco, sin cansancio residual. Si usted se despierta cansado o agobiado, probablemente padezca de algún tipo de insomnio.

¿Padece usted de insomnio? Dormir bien, ya lo dijimos, forma parte de un buen estado de salud. Si usted siente que no duerme del todo bien, si se siente cansado o fatigado, probablemente padezca de insomnio… pero ¿cómo saberlo?

Es fácil. Preparamos este test para que usted evalúe si padece de alguna forma de falta de sueño. Dedique unos minutos a llenar este cuestionario:

**- Durante el último mes, ¿cómo califica la calidad de su sueño?**

1 - Muy buena.
2 - Aceptablemente buena.
3 - Ligeramente pobre.
4 - Muy pobre.

**- Durante el último mes, ¿cuántos minutos necesitó usualmente para dormirse una vez que decidió irse a descansar?**

1 - de 0 a 20 minutos.
2 - de 21 a 30 minutos.
3 - de 31 a 60 minutos.
4 - Más de 60 minutos.

**- Durante el último mes, ¿cuántas veces, en promedio, se despertó usted de noche?**

1 - Ninguna.
2 - De 1 a 3 veces.
3 - De 4 a 5 veces.
4 - Más de 5 veces.

**- Cada noche, durante el último mes, ¿cuántas horas ha dormido realmente? (no cuente el tiempo que estuvo acostado, sino el tiempo que realmente durmió).**

1 - 8 horas o más.
2 - De 6 a 8 horas.
3 - De 4 a 6 horas.
4 - Menos de 4 horas.

**-Durante el último mes, ¿se sintió con sueño durante el día?**

1 - Nunca.
2 - Un poco.
3 - Bastante.
4 - Todo el tiempo.

**-Durante el último mes, ¿cuántas veces tuvo que tomar algún medicamento de venta libre para poder dormir?**

1 - Nunca.
2 - De 1 a 7 veces.
3 - De 8 a 20 veces.
4 - Más de 20 veces.

**-Durante el último mes, ¿cuántas veces ha tenido que tomar algún medicamento sedante expendido bajo receta médica para poder dormir?**

1- Nunca.
2- De 1 a 7 veces.
3 - De 8 a 20 veces.
4 - Más de 20 veces.

El cuestionario ha terminado. Ahora sume los puntos que corresponden a los números de la izquierda.

Si el puntaje total es:
• De 7 a 9:        Usted no padece de insomnio.
• De 9 a 14:       Usted padece de insomnio leve.
• De 14 a 21:      Usted padece de insomnio moderado.
• De 21 a 28:      Usted padece de insomnio severo.

Por supuesto, más allá de este test, no deje de consultar a su médico antes de iniciar cualquier tipo de tratamiento contra la enfermedad.

Pero por ahora continuemos juntos.

Ya definimos al insomnio: ya sabemos, entonces, qué es el insomnio. Es el momento de buscar las causas del mismo.

A eso estará dedicado nuestro próximo capítulo. Adelante...

# LAS CAUSAS DEL INSOMNIO

## LAS CAUSAS DEL INSOMNIO

25.

El capítulo anterior estuvo dedicado a indagar acerca de lo que el insomnio es. Pero poco o nada dijimos todavía de las causas del insomnio. A hablar sobre las causales de la falta de sueño dedicaremos, entonces, estas páginas.

La razón es sencilla: de lo que sepamos sobre las causas del insomnio dependerá lo que hagamos para alejar a la enfermedad. Si no sabemos qué causa el insomnio, mal podremos arreglarnos para no sufrirlo. Empecemos ya a investigar estas causales.

Si usted o su pareja suelen roncar, si hay ruidos de terceros en su casa durante la noche, si sus vecinos llevan un horario de vida distinto al suyo y se quedan hasta tarde viendo películas de acción o si el camión de la basura pasa por su calle a las tres de la madrugada... todas estas situaciones pueden ser la fuente de su insomnio.

También pueden provocarle insomnio sus miedos, angustias o ansiedades; también su mala alimentación; también sus actividades cotidianas... En el mundo moderno, como vemos, muchas y muy variadas pueden ser las causas que afecten al buen dormir. Cuestiones varias que comienzan a interrelacionarse y que acaban con el sueño. Preocupaciones diversas que no lo dejan a uno dormir, molestias o estados de incomodidad debidos a ruidos, enfermedades, dolencias.

Muchas son las causas que pueden impedir el buen dormir, muchas pueden ser las causas del insomnio.

## LAS CAUSALES PSICOLÓGICAS DEL INSOMNIO

Las situaciones de angustia personal por problemas relacionados con el trabajo, la pareja o la familia, son la causa muchas veces de no poder conciliar el sueño por las noches.

Los grandes cambios en la vida doméstica o laboral, los problemas financieros, la muerte de un ser querido o el haber transitado una situación traumática pueden generar en ocasiones la falta de sueño.

Es que a un cerebro perturbado se le dificulta descansar, a una persona traumada se le dificulta dejar de pensar en aquello que lo marcó, a una persona agobiada por penas varias se le hace imposible olvidar sus males, sus fantasmas.

En las consultas psiquiátricas, por ejemplo, es muy común que el paciente refiera dificultad para dormir de noche como síntoma de su estado psicológico perturbado; la depresión, los trastornos de ansiedad, la excitación psicomotriz, la neurosis van acompañadas en ocasiones varias por la falta de sueño.

Hay que considerar que determinadas situaciones pueden traer insomnio aparejado:

-Las preocupaciones laborales y económicas.
-Los conflictos conyugales.

-Los problemas familiares (discusiones, enfermedades, fallecimientos).

-Las disfunciones sexuales.

-La cercanía de exámenes.

-La necesidad de tomar una decisión importante.

-La llegada de la menopausia.

-El estrés.

Si usted está pasando por un momento difícil y se le hace complicado conciliar el sueño, piense en la posibilidad de iniciar un tratamiento psicológico. En todo caso, no se descuide. Siempre es mejor enfrentar los problemas en el momento en que estos se presentan. Si dejamos que el tiempo pase, dejamos que los problemas crezcan.



## LAS CAUSAS SOCIALES DEL INSOMNIO

Hay casos en donde no se puede rastrear ninguna causa orgánica o psicológica clara. Pero es evidente que el ritmo acelerado de la vida cotidiana, especialmente en una gran ciudad, con el excesivo estado de tensión que genera y, por otro lado, el predomino de trabajos sedentarios que comportan un bajo gasto de energía física, han hecho aumentar de manera alarmante la dificultad de conciliar el sueño en un gran porcentaje de la población.

Denominamos a estas causas como sociales porque creemos que su origen está en la misma forma que ha tomado la sociedad después de la revolución industrial. El trabajo asalariado, la vida en grandes urbes, los constantes ruidos, las luces que no se apagan nunca; la angustia ante la posibilidad de fracasar, que se presenta latente, siempre a la vuelta de la esquina, en todas las actividades y en todos los niveles de la vida moderna, generan en muchas personas la falta de sueño.

# LAS CAUSALES FARMACOLÓGICAS

El abuso de sustancias como el alcohol, el tabaco, la cafeína, la cocaína o los tranquilizantes es común causal de insomnio. Pero no solo estas drogas pueden provocar falta de sueño.

Los diuréticos, las pastillas para adelgazar, algunas pastillas para combatir la jaqueca, varios tipos de medicina pueden provocar el insomnio como efecto secundario.

Por eso, antes de tomar medicamentos es importante leer sobre las contraindicaciones; si usted padece de insomnio, seguramente no le convendrá tomar medicamentos como broncodilatadores, drogas estimulantes del sistema nervioso central, medicamentos para disminuir el apetito, algunos diuréticos, la fenitoina, inhibidores de la monoaminoxidasa y los betabloqueadores.

Algunas de las benzodiazepinas que se emplean para inducir el sueño pueden producir cierto tipo de insomnio de rebote y ansiedad, esto puede ser aún con dosis simples. Después de la supresión de un tratamiento a largo plazo con benzodiazepinas de vida media, pueden también observarse episodios de insomnio severo y ansiedad (pueden durar dos a cuatro semanas) más fuertes incluso que lo experimentado previo al inicio del tratamiento.

En cuanto al alcohol, contrariamente a lo que mucha gente piensa, no ayuda a dormir bien. Más bien todo lo contrario: si toma demasiado alcohol por la noche, no solo dormirá peor sino que corre el riesgo de mezclar resaca con cansancio el día siguiente.

## • EL POSEER HÁBITOS INADECUADOS DE DESCANSO

El cambiar constantemente de horario de sueño, intercambiando el día por la noche por motivos de trabajo, o por reiterados viajes en avión (jet lag), o por la continua asistencia a fiestas o reuniones sociales, o la costumbre de echar siestas demasiado prolongadas, también pueden ser causales de la falta de sueño (por la imposibilidad del organismo, debido a estas actividades, de adquirir un hábito adecuado de sueño).

### • EL PADECER PROBLEMAS AMBIENTALES O MATERIALES

El ruido ambiental; o una cama no adecuada, con el colchón muy blando, o demasiado duro, o con las sábanas inadecuadas para la estación; o el dormir en una habitación donde entra mucha luz, son elementos que muchas veces impiden conciliar el sueño.

Estar incómodo al momento de acostarse puede ser letal para alguien a quien le cuesta conciliar el sueño. Muchos insomnes saben que, si bien pueden controlar medianamente el mal cuando están en sus casas, muy difícil se les hace dormirse si por alguna razón se ven obligados a hacerlo fuera de sus hogares.

Esto se da porque estas personas han sabido acondicionar su casa de manera tal que el insomnio se mantenga alejado (es decir: han procurado hacer del espacio del dormir un lugar cómodo, agradable, en el que no hace demasiado frío ni demasiado calor, ventilado y en donde no se escuchan ruidos molestos ni se cuela la luz). Una vez que se ven obligados a dormir, por ejemplo, por alguna razón, en un hotel, todo puede molestarlos: la excesiva dureza del colchón, o lo incómodo de las almohadas, o el olor extraño de la habitación, o la luz que entra por la persiana apenas amanece. Carecer de un lugar cómodo y agradable para dormir, entonces, puede hacer difícil conciliar el sueño.

### • LA MALA ALIMENTACIÓN

Una alimentación demasiado abundante o excesivamente rica en grasas animales y realizada poco antes de ir a la cama puede muchas veces impedir el buen dormir.

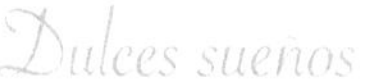

Acostarse demasiado pesado, haber comido en abundancia o haber cenado de más hacen difícil poder conciliar el sueño de manera adecuada; muchas personas que por su horario de trabajo se ven obligadas a cenar apenas antes de dormirse padecen de insomnio. Son aquellos que suelen comer en exceso; una cena frugal, liviana, no impide el buen dormir, incluso si es realizada poco tiempo antes del momento de acostarse.

## • EL EJERCICIO FÍSICO ANTES DEL DESCANSO

Realizar un ejercicio físico fuerte poco tiempo antes de ir a la cama impide muchas veces conciliar el sueño con normalidad.

El estado de excitación en el que queda el cuerpo después de realizar actividad física intensiva genera en muchas ocasiones falta de sueño en el deportista nocturno (que no se lea esto como un llamado al sedentarismo. La actividad física debe realizarse por lo menos dos horas antes de acostarse, pero si es al momento de levantarse, antes del desayuno, mejor. El sedentarismo, como veremos en las próximas líneas, tampoco es recomendable).

## • EL SEDENTARISMO

La nula actividad física puede generar en la persona carencia de cansancio, éste, a su vez, puede generar insomnio.

Aquellas personas que trabajan en oficinas largas horas del día, sin despegarse de sus escritorios (los oficinistas, los escritores), suelen padecer la falta de sueño en ocasiones, especialmente en aquellos casos en los que el viaje al trabajo no se realiza caminando.

La ausencia de actividad física hace que el cuerpo no se canse: si este no se cansa, será más difícil conciliar el sueño. Por eso se recomienda, contra el insomnio, la actividad física, no realizada ésta, como ya vimos, en las dos horas anteriores al momento de acostarse.

## • EL USO INADECUADO DE LA CAMA

La costumbre de leer en la cama, escuchar música o ver la televisión acostado en ella muchas veces origina problemas de sueño.

Es bueno que el espacio del dormir sea cómodo, pero también es importante que el mismo se dedique únicamente al dormir. Si uno está todo el día tirado en su cama probablemente ésta deje de ser aquel lugar que lo llama al sueño.

Es recomendable, entonces, que dentro de la medida de sus posibilidades, intente tener un espacio para dormir diferenciado del resto de la casa. El momento de acostarse, entonces, será un momento especial, único en el día, diferente al momento de la vigilia.

Por otra parte, no es recomendable mirar televisión antes de dormir. La emisión catódica produce en los ojos, y a través de ellos en el cerebro, una sobrexcitación (especialmente en esta, la llamada época del video clip) que hace que después sea difícil conciliar el sueño.

Tampoco es recomendable dormirse con la radio prendida: tal vez sea agradable que nos arrulle Beethoven, pero será difícil dormir si la música continúa y continúa durante toda la noche. En todo caso, si le gusta dormirse con música, ponga un disco. Si no, consígase una radio con apagado programable, y haga que la música cese treinta minutos después del momento en que usted se haya acostado.

La lectura es recomendable para algunas personas. Otras quedan tan sobrexcitadas con la danza de palabras que padecen luego la falta de sueño. Un ejemplo célebre es el curiosísimo hidalgo Don Quijote de la Mancha: la lectura compulsiva le quitó el sueño; la falta de sueño, la razón.

## • EL PADECIMIENTO DE ENFERMEDADES FÍSICAS

Ciertas enfermedades (como los problemas de bajo nivel de azúcar en la sangre, tiroides, enfermedades respiratorias, entre otras) pueden afectar la normal conciliación del sueño.

El dolor físico producido por las mismas enfermedades (especialmente las de naturaleza reumática) o los efectos colaterales de los medicamentos que utilizamos para combatirlas, pueden impedir el dormir bien.

## • EL TENER PESADILLAS

El miedo a sufrir pesadillas en aquellos que las sufren de manera recurrente puede impedir la normal conciliación del sueño.

La persona que padece sueños pesados prefiere en ocasiones, aunque sin saberlo, no dormirse antes que entregarse a los miedos que se materializan en el sueño. Obviamente, la decisión de no dormirse es tomada por la persona a nivel inconsciente.

## • LA DEPRESIÓN

Las personas que sufren de depresión u otros trastornos psicológicos como ataques de pánico o ansiedad pueden experimentar mayor dificultad para dormir por la noche.

Todas estas enfermedades de origen psicológico hacen que la persona se mantenga en un estado de vigilancia perpetua que, en ocasiones, le impide conciliar el sueño.

## • LOS EMBARAZOS

Muchas mujeres padecen de insomnio durante el embarazo. La excesiva tensión que genera en algunas mujeres la próxima maternidad hace que se les haga difícil conciliar el sueño por las noches.

Luego del parto, además, el ritmo de vida cambia: hay bebés que no duermen por la noche y en consecuencia sus padres tampoco. Y una vez que han logrado calmar a un bebé que llora por la noche, es frecuente que los padres tengan dificultad en volver a dormirse.

## • LA EDAD AVANZADA

El envejecimiento produce cambios en el patrón del sueño. En las personas mayores es frecuente la reducción de las horas y la calidad del sueño y un aumento de la somnolencia diurna.

Esto no quiere decir que todos los ancianos padezcan de insomnio; muchos de ellos se las arreglan con menos horas de sueño que un adulto activo. Pero es común que aquellas personas que hayan padecido de alguna forma de insomnio durante su vida adulta vean potenciarse el mal con la llegada de la vejez.

Otros, que nunca padecieron el mal, son afectados en el momento en el que el cuerpo envejece; muchas veces el insomnio entre los ancianos está asociado al excesivo sedentarismo, puesto que este se potencia con la llegada de la edad jubilatoria, muchos ancianos dejan de realizar cualquier tipo de actividad una vez que se retiran del trabajo. Esto no puede hacer más que aumentar los riesgos del insomnio.

## • EL INSOMNIO COMO CONSECUENCIA DE OTRAS ENFERMEDADES

A veces sufren el insomnio las personas que padecen males tales como el asma, el colon irritable, la impotencia, el acné u otras alteraciones de la piel, la caída del cabello, la apnea del sueño, las alergias, la obesidad, la ansiedad, la hipertensión, etcétera.

Muchas veces bien por los efectos físicos que la enfermedad genera (dificultad de respirar o tos, picores, necesidad de acudir al cuarto

de baño repetidas veces, dolor de barriga), otras por los efectos psicológicos asociados a la misma (nerviosismo, preocupación, estrés).

En todo caso, veamos cuáles son algunas de las enfermedades más
comúnmente asociadas con el insomnio:

-Los trastornos cardiovasculares (entre ellos, la insuficiencia coro-
naria, la insuficiencia ventricular izquierda y las arritmias cardíacas).

-Los trastornos pulmonares (como la enfermedad pulmonar obs-
tructiva crónica o el asma).

-Los trastornos de la conducta alimentaria (como la anorexia ner-
viosa).

-Los trastornos endocrinos (como la disfunción tiroidea).

-Los trastornos neurológicos (entre ellos, cefaleas, enfermedad de
Parkinson, lesiones en el tálamo).



# LAS CAUSAS DEL INSOMNIO INFANTIL

La mayoría de los recién nacidos despiertan varias veces durante
la noche, pero a los seis meses los niños ya duermen generalmente
toda la madrugada. Cuando llegan al primer año duermen un promedio de dieciséis horas: dos o tres de las mismas las duermen durante
el día. Algunas de las causas del insomnio en los bebés pueden ser:

-Deseo de atención paternal o maternal
-Cólico infantil u otro tipo de problemas digestivos
-Indigestión
-Hambre
-Dentición
-Fiebre u otras enfermedades

El insomnio es el trastorno de sueño infantil más frecuente y puede afectar desde lactantes de seis meses hasta a niños de cinco años. Los padres de niños insomnes explican que el niño nunca ha dormido bien y que desde el primer día los despertares nocturnos han sido muy frecuentes.

Más raramente refieren períodos de normalidad y afirman que después de un estímulo externo (una enfermedad, la permanencia en casa de abuelos o familiares) aparece la problemática citada.

El fenómeno clínico que caracteriza a este tipo de insomnio es la dificultad para que el niño inicie el sueño solo y los frecuentes despertares durante la noche. Suelen interrumpir su sueño de cinco a quince veces y les es imposible volver a conciliarlo de forma espontánea y sin ayuda.

Al observarlos durante sus períodos de sueño, se tiene la sensación de que están continuamente atentos; los padres suelen probar todos los métodos existentes para lograr dormirlos con escaso éxito.

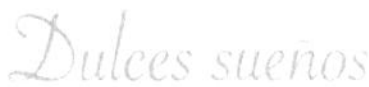

A medida que el niño va creciendo y adquiriendo vocabulario se van complicando los momentos de iniciar el sueño ya que es el niño el que dicta las normas que deben seguir los padres para hacerlo dormir. El niño pide que le canten, quiere agua, quiere dormir con los padres o con la televisión o la luz encendida, etcétera.

Nada de ello favorecerá las correctas rutinas de los hábitos del sueño. Mucho menos solucionará el problema.

La causa que origina este problema es la deficiente adquisición del habito del sueño (es decir: existe una distorsión y desestructuración por asociaciones inadecuadas que el niño hace con su sueño, normalmente debidas a los múltiples cambios que realizan los padres para intentar que el niño se duerma).

Los fármacos inductores del sueño tienen escaso efecto beneficioso en esta patología. Los pediatras recurren a ellos normalmente por presión de los padres. La mayoría de los niños no notan ninguna mejoría cuando se utilizan para conciliar el sueño. Algunos presentan un ligero sopor que ayuda a adormilarlos ligeramente, pero no curan la alteración.

Los niños que padecen este insomnio son niños totalmente normales desde el punto de vista físico y psíquico. Comúnmente el problema no existe porque el niño esté mimado, ni porque tenga un déficit psicológico, sino que se produce por una deficiente adquisición del hábito del sueño.

Hasta aquí, lo que causa el insomnio. Ya sabemos, entonces, qué es el insomnio y qué es lo que lo genera.

Será el momento, entonces, de indagar acerca de lo que la falta de sueño le hace al cuerpo humano. Nuestro próximo capítulo estará dedicado a aquello que el insomnio genera.

## ¿QUÉ GENERA EL INSOMNIO?



Ya hablamos acerca de lo que el insomnio es, también acerca de qué lo causa.

Ahora será el momento de indagar acerca de aquello que el insomnio genera: ¿cuáles son las consecuencias de padecer de insomnio?, ¿en qué se ven afectados aquellos que padecen esta enfermedad? Estas son algunas de las preguntas que intentaremos responder en las páginas que siguen. Adelante.

El sueño cumple importantes funciones renovadoras para nuestra mente y nuestro cuerpo. Sin embargo, hay personas para las cuales la hora de dormir está muy lejos de ser una experiencia placentera y renovadora sino que se convierte en una lucha cotidiana contra el insomnio y otros problemas del sueño.

Millones de personas no pueden disfrutar de un día pleno, alerta y productivo porque la noche anterior no pudieron dormir. Pero ¿qué genera exactamente la falta de sueño?

En 1959 Peter Tripp, un locutor de Nueva York, decidió mantenerse despierto todo el tiempo que pudiera. Habiendo pasado cuatro noches sin dormir, comenzó a tener problemas para recordar el alfabeto, luego comenzó a tener alucinaciones. Veía sus zapatos llenos de telarañas, sabandijas sobre su mesa de trabajo y hasta un inexistente conejo en una esquina. Su concentración mental se afectó y se volvió paranoico, creía que sus compañeros de trabajo, al igual que los médicos y enfermeras que vigilaban su estado de salud, conspiraban para hacerle daño.

Lo más interesante es que, a pesar de todo, cada noche Tripp lograba deshacerse durante tres horas de su paranoia, falta de concentración y alucinaciones, para transmitir su programa radial. Durante ese tiempo Tripp daba la hora, leía comerciales, conversaba con el público y daba el informe del tiempo de forma aparentemente normal.

A pesar de que, como hemos visto, en su conducta diaria Tripp daba señales de un serio disturbio mental, de alguna manera lograba en ciertos momentos sobreponerse el tiempo justo para cumplir con su deber.

Justo antes de la transmisión del último programa que hizo durante ese período, Tripp sufrió un ataque de pánico. Creyendo que el médico venía a enterrarlo vivo comenzó a gritar y a agredir a todo el que se encontrara de por medio. Sin embargo, llegada la hora de su programa se calmó y logró hacer el mismo sin que ninguno de los que lo escuchaban pudiera sospechar la condición en que se encontraba. Luego de ese programa Tripp abandonó su maratón y finalmente se retiró a dormir.

Aunque no de forma tan dramática, muchas personas que no duermen lo suficiente están en cierto modo actuando como Tripp.

Cuando no dormimos lo necesario algo dentro de nuestra mente se afecta y, aún cuando seguimos funcionando, cumplir con nuestras obligaciones cada vez nos cuesta más trabajo.

El escritor norteamericano Vince Rause, que durante años fue víctima de un problema de insomnio, nos cuenta:

Me levanto dolorido y cansado para pasar el día con la mente nublada. Me toma por lo menos tres intentos el poder marcar un número de larga distancia. Se me olvidan los nombres de las personas. Ingiero bateas de café. Y luzco como el mismo infierno.

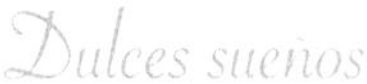

El relato de Rause no llamará la atención a todo aquel que haya padecido, siquiera en alguna oportunidad, de insomnio; todo insomne sabe que después de una noche sin dormir todo se vuelve muy complicado.

Si usted no padeció nunca de insomnio, seguramente pasó en alguna oportunidad una noche sin dormir por trabajo, por tener que cuidar a algún familiar enfermo; la sensación al día siguiente, como de no estar del todo en el lugar en el que se está, es similar a la que padecen los insomnes a diario.

## LAS CONSECUENCIAS EN LA VIDA COTIDIANA

Según estadísticas del Centro Nacional para la Investigación de los Desórdenes del Sueño solamente en los Estados Unidos alrededor de cuarenta millones de personas sufren de problemas del sueño.

Estos problemas se traducen en baja productividad laboral, problemas cognitivos, incremento en la posibilidad de accidentes, irritabilidad, mayor riesgo de enfermedades, muerte prematura y disminución en la calidad de vida.

Hay estudios que demuestran que en las personas que no duermen bien se afecta negativamente el sistema inmunológico que es el encargado de combatir los virus y las bacterias que nos causan enfermedades.

Algunos investigadores también han llegado a la conclusión de que el sueño actúa como un antioxidante removiendo lo que se conoce como radicales libres, es decir, átomos, por lo general de oxígeno, altamente reactivos e inestables que se liberan como producto del metabolismo y que tienen la capacidad de dañar las células. Se estima que la falta crónica de sueño puede acelerar el envejecimiento del cerebro.

## LAS CONSECUENCIAS EN EL TRABAJO

El problema de la falta de sueño se agudiza como consecuencia de los cambios tecnológicos en el mundo del trabajo, que hacen que muchas personas trabajen hasta altas horas de la noche o en horarios rotativos.

Nuestras características biológicas, producto de cientos de miles de años de evolución, nos han programado para necesitar entre nueve y diez horas de sueño diario.

En nuestra era, la era de la máquina, la del mundo en constante actividad los veinticuatro horas del día los trescientos sesenta y cinco días del año, las cambios tecnológicos se están produciendo a un ritmo mucho más acelerado que el de nuestra biología, por lo que terminamos haciéndole a nuestro organismo demandas que no está preparado para asumir.

Cuando esto sucede, los problemas en el trabajo pueden ser muchos y de muy variada índole: el insomne sabe que después de una noche sin dormir no podrá cumplir con sus obligaciones de manera adecuada porque no estará al cien por cien de su capacidad. Esto puede provocarle baja productividad; también estará más expuesto a los accidentes laborales.

Es por eso que muchas empresas deben entender que no vale la pena sobreexigir a lo trabajadores: en lo casos en que el trabajo nocturno sea necesario, los turnos de trabajo no deberían ser de ocho horas sino, a lo sumo, de seis. También sería necesario que los trabajadores nocturnos cuenten con días de franco una vez a la semana.

Contar con trabajadores insomnes y no hacer nada para acabar con la situación puede ser fatal para el empleador, que es, sin duda, el principal afectado por las bajas productividades de sus empleados.

# CONSECUENCIAS DEL INSOMNIO INFANTIL

El insomnio en el niño afecta tanto al niño como a los padres. Si el niño no puede dormir de noche los padres difícilmente puedan hacerlo.

También es posible que la falta de sueño en el niño afecte la imagen que los padres tienen de sí mismos, o que los vuelva irritables (incluso con la propia pareja, en la que en ocasiones se cargan las culpas por el padecimiento del niño). También es posible que el insomnio del hijo termine generando el de los padres; en estos casos la situación suele volverse insostenible (imaginemos una casa de insomnes, una familia que nunca duerme: la pesadilla de Tripp potenciada).

Por eso hemos dividido estos párrafos sobre las consecuencias del insomnio infantil en dos partes.

## • CONSECUENCIAS EN LOS PADRES

Son todavía frecuentes las creencias de que si un niño se despierta varias veces por la noche es un fenómeno corriente, que no vale la pena consultar con el pediatra y que solo la paciente acción de la madre, que se levantará la mayoría de las veces a intentar hacer dormir al niño, hará más soportable la situación.

No obstante, no hay mayor desestabilizador de la armonía conyugal que la situación que se presenta cuando aparece la dificultad para que el niño empiece a dormir y que posteriormente se despierte varias veces por la noche, día tras día, semana tras semana, mes tras mes, año tras año.

Cuando esto sucede los padres empiezan a utilizar las técnicas más lógicas para lograr que el niño se duerma: darle agua, mecerlo un poco, cantarle, darle la mano, dejarse acariciar el pelo o las orejas, etcétera.

Nada de esto suele ser suficiente, y a pesar de que el niño se queda dormido después de algunos minutos, el sueño no es continuo y se despierta varias veces debiendo los padres intentar nuevamente las rutinas para adormecerlo.

Poco a poco las cosas se complican. El niño va creciendo y exigiendo nuevas demandas; puede querer dormirse en el sofá, mirando la TV o en la cama de los padres. Todo esto sigue siendo insuficiente puesto que los despertares nocturnos persisten y la hora de acostarse se retrasa.

Muchos padres intentan ponerlos en la cama más tarde a fin de que presenten mayor cansancio y se duerman más fácilmente. Craso error, el niño siempre resiste más y no por acostarse más tarde se duerme antes o se despierta menos veces por la noche. La sensación de frustración se incrementa.

Los padres reciben consejos de los abuelos, los vecinos, los amigos: todos saben más que ellos y nace la sensación de que los niños de los demás duermen mejor que los suyos. Las reacciones de autoculpa son frecuentes e incluso la sensación de inseguridad con respecto al problema se hace evidente intercambiándose acusaciones.

El rechazo hacia el niño puede empezar a cristalizar mostrando en ocasiones actitudes agresivas, que normalmente son verbales aunque pueden llegar a ser físicas. No se desean más niños y se espera con ansiedad que crezca para que duerma mejor.

Los padres esperan primero a que pasen los cólicos, después a que cambien la dieta, posteriormente piensan que cuando camine se cansará más y dormirá mejor. Nada de esto es cierto y el trastorno puede perdurar hasta los cinco años.

41.

Aún hoy resulta difícil encontrar la ayuda adecuada ya que la mayoría de los abordajes terapéuticos están basados en conceptos de alteraciones de sueño de los adultos y bien es sabido que en los niños, las manifestaciones clínicas de sus trastornos son bien distintas de los mayores.

### • CONSECUENCIAS EN LOS NIÑOS

Los niños también presentan claros síntomas. Son niños con una actitud "muy despierta" que captan con gran intensidad los fenómenos que existen a su alrededor: ansiedad, inseguridad, o bien tranquilidad y seguridad.

Suelen tener un sueño superficial durante el cual se muestran inquietos, como vigilantes, y cualquier pequeño ruido los despierta. Suelen ser niños irritables durante el día, con gran dependencia hacia la persona que los cuida y si sumamos todos los minutos que tienen de sueño en veinticuatro horas, el total es claramente inferior al número de horas normales para su edad.

Aquí concluyen, a la vez, el tercer capítulo y la primera sección de nuestro libro. Ya sabemos, entonces, qué cosas puede generar la falta de sueño, pero también sabemos qué es el insomnio y cuáles son los elementos que pueden causarlo.

Será el momento, entonces, de adentrarnos en la segunda sección de nuestro libro. Estará dedicada a los tratamientos existentes para curar el insomnio.

# CÓMO TRATAR EL INSOMNIO

## CÓMO TRATAR EL INSOMNIO

El insomnio afecta en diferentes grados a muchísimas personas: profesionales, empleados, empresarios, estudiantes, jubilados, niños, incluso lactantes.

Algunas de ellas lo asumen como algo dado, y ven disminuir su calidad de vida día tras día: ven cómo todo (sus relaciones, sus ingresos, sus anhelos) se va deteriorando, con los ojos siempre abiertos asisten al espectáculo de lo que se desintegra.

Otras personas no se resignan. Deciden luchar contra el insomnio, que es una forma de luchar por uno mismo, y se dedican a iniciar algún tipo de tratamiento contra la falta de sueño.

¿Qué opciones tiene una persona así?

En principio hablaremos de cuatro tipos de curas contra el insomnio:

-Aquellas que hacen hincapié en la adquisición de los buenos hábitos del dormir.

-Aquellas que proponen ejercicios de diferentes tipos.

-Aquellas que recomiendan algún tipo de alimentación específica.
-Aquellas que proponen el uso de fármacos o medicamentos.

Ninguna de estas opciones es excluyente. Pueden ser combinadas unas y otras para lograr un buen dormir.

Aquellos que no se resignen a dormir mal, a rendir poco, decidirán a qué tipo de tratamiento acuden. En todo caso, recuerde siempre consultar a su médico de cabecera.

También recuerde que iniciar un tratamiento psicológico siempre puede ser beneficioso: le permitirá superar su insomnio y también enfrentarse a preguntas que nunca se atrevería a hacerse a sí mismo.

## LOS HÁBITOS DEL DORMIR

Si usted padece de insomnio, tal vez se deba a sus malos hábitos al momento de acostarse e intentar conciliar el sueño.

Esta afirmación, que puede herir la autoestima de alguno, debería sin embargo alegrar a los insomnes; significa que puede ser reestablecido el buen dormir sin necesidad de recurrir al uso de fármacos o a ejercitaciones específicas. Significa que lo que funciona mal puede comenzar a hacerlo adecuadamente si tomamos conciencia de que muchas cuestiones pueden afectar nuestro sueño (y si intentamos, claro, modificar aquellos elementos que hagan difícil nuestro dormir). Significa, también, que siempre puede hacerse algo para mejorar la propia calidad de vida. Si padece de insomnio, entonces, preste atención a todo lo que lo rodea y tiene que ver con el momento del dormir: ¿cómo es su cama?, ¿cómo la habitación en la que se acuesta? ¿qué tipo de almohada usa?, ¿qué tipo de sábanas?, ¿a qué hora se acuesta?, ¿lo hace siempre a la misma? Muchas son las preguntas pertinentes: hay muchas cosas que usted puede hacer para remediar su mal.

La Asociación Americana para los Trastornos del Sueño ha reconocido como tratamiento que ha demostrado su eficacia el control de estímulos, y la Academia Americana de Medicina del Sueño ha recomendado algunos métodos no farmacológicos de tratamiento del insomnio y ha incluido entre ellos al tratamiento cognitivo conductual.

El control de estímulos viene planteado por el tiempo, el ritmo circadiano es un elemento importante, el ambiente de la habitación y la misma cama hace que en el que no es insomne se accionen mecanismos de calma que propician el sueño.

Una vez que se establece el sueño reparador sus efectos mantienen el proceso a través del refuerzo positivo del mismo.

Conciliar el sueño es un proceso pasivo por lo que no se puede uno esforzar en ello, cualquier esfuerzo que haga para dormir es un inhibidor del proceso automático que genera el sueño.

Cuando uno padece insomnio, el mecanismo disparador del sueño está dañado o funcionando de manera inadecuada. El tratamiento que se inicie será el encargado de reparar esa falla.

Dicho tratamiento se tiene que dar para restaurar los mecanismos que se han roto, lo que implica dar dos pasos: primero, restablecer las condiciones que disparan el sueño de forma automática, después, lograr que se establezca el automatismo.

Para dar el primer paso:

-Hay que conseguir unas condiciones fisiológicas adecuadas.
-Hay que mantener un ambiente propicio para el sueño.
-Hay que conseguir una desactivación física y cognitiva.

Finalmente, para recuperar el automatismo, se tiene que acudir al condicionamiento clásico, de manera que los mecanismos anteriores se hagan de forma automática y sin ningún esfuerzo. A continuación se muestran algunos consejos que pueden ayudar a conseguir esos dos objetivos.

- **CONSEGUIR LAS CONDICIONES FISIOLÓGICAS ADECUADAS PARA EL SUEÑO**

Para conseguir unas condiciones fisiológicas necesarias para el sueño es preciso adecuar nuestra conducta de forma que cambiemos los hábitos personales que nos alejan de ese objetivo.

Así, se recomienda:

-Efectuar ejercicio moderado de forma continuada, pero no hacer ejercicio intenso desde dos horas antes de ir a la cama.

-Controlar las variables fisiológicas antes de acostarse (no ir a la cama con hambre, sed, ganas de orinar, etcétera).

-Llevar una dieta equilibrada y no comer demasiado antes de ir a dormir.

-Evitar la ingesta de café, té, bebidas cola, nicotina o cualquier estimulante del sistema nervioso central durante todo el día, pero sobre todo en horas cercanas al sueño.

-Evitar el alcohol: este inicialmente aumenta la somnolencia y puede propiciar dormir cuatro o cinco horas, pero aumenta la probabilidad de despertarse en la segunda mitad de la noche. Los insomnes saben que con el excesivo consumo de alcohol el metabolismo consume mucha agua, por lo que hay que evitar el abuso de alcohol para no despertarse con sed en medio de la noche.

- **CONSEGUIR UN AMBIENTE ADECUADO: EL CONTROL DE ESTÍMULOS FÍSICOS**

Además de necesitar de unas condiciones fisiológicas adecuadas, se recomienda, para atenuar el insomnio de aquellos que lo padecen, controlar el espacio en el que se llevará a cabo la actividad del dormir. Estos son algunos de los consejos que podemos darle:

-Controle el ambiente de la habitación, procurando que la temperatura de la habitación sea fresca y agradable, que no haya luz fuerte y que la humedad sea adecuada. Si es posible ventilar la habitación, no dude en hacerlo: los ambientes ventilados son más acogedores que los completamente herméticos, la sensación de encierro puede conspirar contra el buen dormir.

-Controle que la cama sea adecuada, que el colchón o el somier tengan la suficiente dureza y comodidad y que la ropa de cama no sea escasa, excesiva o molesta. Procure evitar las sábanas y frazadas de materiales que lo incomoden, que le causen picores o estornudos; evite también aquellas almohadas que por ser demasiado duras o blandas no sean del tipo de las que usted prefiere.

-Los ruidos son un importante factor distorsionador del sueño, por eso hay que procurar que el ambiente en que se duerma sea tranquilo y silencioso. Si le es imposible dormir a causa de ruidos que se generen en algún lugar cercano a su domicilio (por ejemplo, ruidos que provienen de algún comercio o fábrica vecina, o ruidos generados por los mismos vecinos de hogar o por los propios familiares) procure hablar con los responsables de la emisión de ruido para pedirles que se abstengan de repetirla (en las zonas residenciales existen leyes que protegen a los vecinos de los ruidos molestos: si es necesario, acuda a un abogado o estudie la legislación vigente).

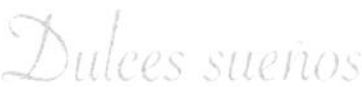

## • LA DESACTIVACIÓN FÍSICA: LA RELAJACIÓN

Diversos métodos de relajación se han utilizado clásicamente para propiciar el sueño, ya que los mismos nos ayudan a reducir la tensión muscular y por lo tanto propician la desactivación fisiológica.

Ahora bien, los ejercicios de relajación no se pueden aplicar como una pastilla para dormir. Es decir, no pueden hacerse los ejercicios solamente cuando no se duerme, porque de esa manera no se cumple la condición indispensable para relajarse que es hacerlo sin un fin. Si se hace el ejercicio únicamente cuando se tiene insomnio, se está convirtiendo a la ejercitación en un esfuerzo para dormir; los esfuerzos, como vimos, no llevan ni a la relajación ni al sueño.

Por eso se recomienda hacer los ejercicios de relajación en otro momento del día y con el objetivo exclusivo de aprender a distinguir cuándo se está tenso y cómo relajarse. Si la ejercitación es continua, los resultados serán beneficiosos.

La respiración también es un buen método de relajación. El sueño se asocia a una respiración profunda, regular y abdominal que puede llevar a la desactivación fisiológica necesaria para conciliar al mismo.

### • LA DESACTIVACIÓN COGNITIVA

Los pensamientos y las preocupaciones son para algunos especialistas el componente fundamental del insomnio. Se ha estudiado el tipo de pensamientos que impiden el sueño y son aquellos a los que se dedica la persona que está en la cama y no duerme.

Se han identificado las siguientes clases de pensamientos que impiden la llegada del sueño: resolución de problemas diarios, preocupación acerca del no dormirse, ruidos molestos en la casa y otras condiciones de la habitación, y preocupaciones generales. Otros estudios plantean más acerca de los pensamientos dispersivos que interfieren con el sueño como son los diversos tópicos triviales, los pensamientos acerca del sueño, los asuntos de familia y las planificaciones a largo plazo, los planes y asuntos positivos, las preocupaciones somáticas, el trabajo y los sucesos recientes.

El problema que plantea el control de los pensamientos es irónico o paradójico, porque se da un proceso de buscar pensamientos alternativos: esto genera que el cerebro continuamente chequee si se está consiguiendo lo buscado o si hay algún fallo (hace, entonces, que el pensamiento que se quiere alejar se mantenga siempre presente).

Cuando queremos no pensar en algo pensamos en otra cosa y lo conseguimos, pero de pronto nos damos cuenta de que lo hemos conseguido y de que no hemos pensado en ello, con lo que de nuevo el pensamiento se hace presente.

Se ha (demostrado) incluso que querer dejar de pensar en algo lleva a un incremento de la frecuencia de ese pensamiento.

En consecuencia, para lograr la desactivación cognitiva, se recomiendan las siguientes técnicas:

-La intención paradójica, dando la instrucción de seguir todos los pensamientos que se están teniendo sin establecer ninguna lucha para evitarlos. El objetivo de esta actividad es agotar la fuente de preocupación. Cuando ya está todo pensado acerca de un asunto, el cerebro solo enfoca su atención hacia otro tema. Incluso puede ser beneficioso desarticular lógicamente un problema acuciante, describir cada uno de sus componentes para entender la estructura misma del problema. Esto, claro, hay que hacerlo en otro momento, fuera de la cama. Si le resulta necesario, acuda al lápiz y al papel.

-También se ha propuesto la observación del pensamiento, es decir, darse cuenta de lo que se está pensando y dejarlo ir. Simbólicamente se puede imaginar que se mete el pensamiento en un frasco o que se le abre a usted una puerta en la cabeza para que se vaya.

-La meditación. Las técnicas mencionadas en el punto anterior, en realidad, son formas de meditación que tienen como objetivo dejar la mente en blanco. En este sentido la utilización de un mantra o de una tarea cognitiva que nos requiera mucha atención y que no tenga relevancia afectiva, como decir el alfabeto al revés, puede ayudar a controlar los pensamientos.

-La imaginación dirigida. Algunos especialistas proponen que se utilice la imaginación dirigida a un pensamiento o imagen concreta que no sea excitante como medio para combatir pensamientos activadores en el momento del sueño.

-La interrupción de la estancia en la cama cuando no se duerme también sirve para este fin, aunque su misión principal sea asociar la cama al sueño.

Como elementos concretos dentro de un tratamiento cognitivo conductual hay que señalar:

-Acostumbrarse a hacer los planes del día por la mañana, evitando que la cama sea un elemento para planificar, lo que obligatoriamente deja cosas pendientes y sin hacer.

-También se recomienda para cambiar los pensamientos que son excitantes o angustiosos ver televisión, leer o escuchar alguna audición de radio porque son elementos que distraen la atención.

-Por otra parte, se sugiere, puesto que hay influencia de las preocupaciones diarias que se dan en los momentos de vigilia, resolver los problemas diarios para fomentar un sueño reparador.

## • CONSECUCIÓN DEL AUTOMATISMO: CONTROL DE ESTÍMULOS

Para restaurar el automatismo del sueño, para que no nos cueste dormirnos sino que la llegada del sueño sea un proceso que se dé automáticamente, hay que controlar determinados estímulos que nos inducen al sueño o a la falta del mismo.

Para eso es recomendable atender a los siguientes consejos:

-Adecue el sueño a un momento del día.

Es recomendable, para atraer el sueño, restringir el momento de sueño a un momento determinado del día. No es recomendable, entonces, echar "sueñecitos" ni siestas durante el horario diurno.

El insomne sabe que debe mantener horarios regulares, tanto para levantarse como para acostarse. Por eso es recomendable levantarse y acostarse todos los días a la misma hora, independientemente de si tiene sueño o no. Si los horarios se mantienen, el cuerpo se acostumbra a los mismos. Si nuestro cuerpo se acostumbra, por ejemplo, a la rutina del dormir, nunca más tendremos problemas de insomnio.

En todo caso, lo que no se hace en el día a día difícilmente pueda lograrse en una sola noche; intentar dormir mucho una noche o estar demasiado tiempo en el lecho pueden interferir con el automatismo necesario para que se desencadene el sueño.

Si usted no pudo acostarse una noche, (por haber asistido a un velatorio, por ejemplo) no intente dormir al otro día el doble de lo que lo hace normalmente. Tampoco duerma la siesta: manténgase despierto hasta la noche y acuéstese en el horario habitual.

Si lo necesita, establezca una serie de rutinas previas al sueño que activen el mismo, por ejemplo: cierre la puerta, apague el gas, lávese los dientes, conecte la alarma y realice todas aquella tareas que crea necesarias para estar tranquilo una vez que se haya acostado. Hágalas siempre siguiendo el mismo orden.

-Utilice la cama como elemento desencadenante del sueño.

No utilice la cama ni el dormitorio para otra actividad que no sea el dormir o el mantener relaciones sexuales. No es aconsejable leer, ver la televisión, hablar por teléfono, discutir con su pareja o comer en la cama.

Cuando se haya metido en la cama, debe apagar las luces con la intención de dormirse inmediatamente. Si no puede dormirse en un rato (alrededor de diez minutos), levántese y váyase a otra habitación.

Dedíquese a alguna actividad tranquila hasta que empiece a sentirse adormecido y, en ese momento, vuelva al dormitorio para acostarse nuevamente.

Si no se duerme en un período de tiempo breve, debe repetirse la secuencia anterior. Hágalo tantas veces como sea necesario durante la noche. Utilice este mismo procedimiento en el caso de despertarse a mitad de la noche si no consigue quedarse de nuevo dormido en aproximadamente diez minutos.

También es muy importante ajustar el tiempo que se está en la cama al tiempo en que se está dormido. El punto anterior es ya un paso importante, pero hay que ir más lejos con la restricción del sueño: consiste en ajustar la cantidad de tiempo que se esté en el lecho con el que se está realmente dormido, acabando con la falacia de que cuanto más tiempo se esté en la cama más se duerme.

Para esto la Licenciada Carvalho ha diseñado un eficaz sistema. Consiste en lo siguiente:

Cuando el paciente duerme más del 90% del tiempo que está en la cama durante una semana se le permite que aumente el tiempo de estancia en la cama un cuarto de hora. Por el contrario, si ésta es inferior al 80% se va reduciendo en la misma cantidad, hasta un mínimo de cuatro horas (por ejemplo, si se duerme una media de cinco horas por noche en la semana de las ocho o nueve pasadas en la cama, se comenzará estando un total de cinco horas en la cama, desde que se acueste hasta que se levante).

Si durante una semana la eficiencia del sueño fuese mayor al 90%, (en el ejemplo, si se durmiera una media de cuatro horas y media) se ampliaría el tiempo en la cama de quince a veinte minutos, adelantando por ejemplo la hora de acostarse. Por el contrario, si la eficiencia fuera inferior al 80% (en el ejemplo si se durmiera menos de cuatro horas) se acortaría el tiempo de estancia en la cama en quince o veinte minutos.

Deben hacerse ajustes periódicos hasta lograr una duración óptima del sueño.

## .52 LOS HÁBITOS DEL DORMIR EN NIÑOS Y BEBÉS

Un niño que duerme mal, ya lo dijimos, puede afectar todo el funcionamiento normal de una familia. Un niño que se despierta recurrentemente por las noches no deja dormir a sus padres (además, probablemente su insomnio continúe una vez que haya crecido). Por eso es necesario educar al niño en el buen dormir, ayudarlo a adoptar hábitos correctos que le permitan dormirse una vez que se ha acostado, y no ser, en el futuro, un insomne crónico.

Durante el primer año de vida el niño aprende varios hábitos. El de comer y el de dormir correctamente son dos de los más importantes. Existen dos claras funciones fisiológicas que el niño debe realizar: comer y dormir, pero comer bien es un hábito y dormir bien también es un hábito.

Los niños aprenden a comer correctamente según las normas sociales que les rodean. Los occidentales lo hacemos sentados en sillas, apoyando el plato en la mesa y utilizando unos utensilios que denominamos tenedor y cuchara.

En oriente se come sentado en el suelo, con un bol en la mano y utilizando palillos. Ambas conductas están bien y se consideran hábitos correctos.

Con el sueño sucede lo mismo. Los niños pueden aprender a dormir solos, acompañados por los padres, en el sofá, en su cama, en la de los padres, etcétera. Pero las normas que acompañan el acto de dormir deben ser dictadas por los padres y coherentes con las normas sociales imperantes.

Por lo tanto, en nuestro ambiente, un niño a partir de los seis o siete meses debe iniciar el sueño solo, sin llanto, y el mismo debe tener una duración de al menos once o doce horas seguidas, sin despertares que lo interrumpan. Puede utilizar un muñeco de peluche como amigo acompañante, debe dormir en su cuna y con la luz apagada.

## • CÓMO ADQUIRIMOS UN HÁBITO

Ayudamos al niño a configurar un hábito porque realizamos una función asociada a unos elementos externos. Por ejemplo, al comer lo asociamos a una serie de elementos como son el babero, la silla, un plato, una cuchara, un tenedor. Repetimos esta asociación de elementos externos hasta que el niño aprende a realizarla correctamente.

Con el sueño se produce un mecanismo parecido. El niño debe aprender a iniciar el sueño solo, asociando el acto de dormir con unos elementos externos como pueden ser su cama, su osito de peluche, su chupete y los demás elementos ornamentales de su habitación. La actitud de los padres es fundamental porque son los que comunican seguridad al niño.

Los padres, cuando un niño es sentado por primera vez a la mesa, no esperan que el niño sepa utilizar correctamente los utensilios (cuchara, tenedor, etcétera), sino que piensan que el niño debe aprender a comer correctamente. No se angustian y al día siguiente, hayan ido las cosas bien o hayan ido mal, vuelven a intentarlo de la misma forma.

Esta actitud de seguridad va dando confianza al niño que después de repetir la misma acción múltiples veces acaba realizándola correctamente.

Normalmente con el sueño suele ser de la misma manera. Los padres deben saber que los niños deben aprender a dormir solos y no deben comunicarles inseguridad.

### • CÓMO REEDUCAR LOS HÁBITOS DEL SUEÑO.

Para iniciar la modificación de los hábitos del sueño es básico crear un ritual alrededor de la acción de acostarse. Esta rutina debe ser un momento agradable que compartan padres e hijo y debe tener una duración de entre cinco y diez minutos.

Consistirá básicamente en un intercambio emocional de tranquila información en relación con el grado de comprensión del niño, realizada en un lugar distinto de donde duerme el niño, como cantar una suave melodía, contar una pequeña historia real, o bien programar una actividad para el día siguiente.

El niño deberá estar informado continuamente del tiempo que le queda antes de que inicie su sueño. Posteriormente lo dejaremos en su habitación, en la cuna o cama y nos despediremos de él.

Es básico que el niño esté despierto cuando se salga de la habitación. Hay que recordar que el niño aprende a dormir con aquello que los adultos le dan y que en sus despertares fisiológicos durante la noche reclamará las circunstancias que él haya asociado con su sueño.

Si el niño se duerme solo, volverá a dormirse solo cuando se despierte por la noche, pero si se ha dormido en brazos o bien lo han dormido meciéndolo, reclamará los brazos o el mecimiento para volver a conciliar el sueño.

Si la rutina es correcta, el niño esperará con alegría el momento de irse a la cama y encontrará fácil separarse de los padres cuando se vayan de la habitación. Ver la televisión antes de acostarse, aunque sea junto a los padres, no es una buena actividad, porque no permite el intercambio personal.

Leerle un cuento al niño, o hacer cualquier otra actividad tranquila es mucho más recomendable. Es bueno que tenga junto a él su animalito de peluche, su juguete preferido o su almohada. Se sentirá más acompañado cuando le dejen solo en la habitación y sobre todo descubrirá que permanecen con él cuando se despierte por la noche. Es muy importante la regularidad en la rutina nocturna para preparar al niño para el sueño.

Una vez terminada la rutina los padres abandonarán la habitación y deberán seguir una tabla de tiempos de espera que irá aumentando de forma progresiva, siguiendo las técnicas conductuales de agotamiento, hasta lograr que el niño se duerma solo.

Muy a menudo los padres quedan sorprendidos de la rapidez y efectividad de estos métodos, que puede ser manifiesta tras pocos días.

Es interesante, para completar el tratamiento, dar consejos a los padres sobre las pautas diurnas que deben seguir con su hijo, tanto en lo que se refiere al mantenimiento de unas rutinas horarias como a la relación personal con el niño. Todo lo que comporte dar seguridad a los padres redundará en la eficacia del tratamiento.

Siempre hay que tener presente que a un niño mal acostumbrado es muy difícil cambiarle los hábitos a partir del año de edad. El niño en crecimiento es un ser al que se le deben inculcar unos hábitos de sueño correctos, con tranquilidad y seguridad, para evitar posteriormente la aparición de múltiples distorsiones patológicas relacionadas con su sueño, que pueden dar lugar a divergencias y malestar entre los padres, y repercutir negativamente sobre la salud mental familiar (el llanto repetitivo continuo de un niño durante la noche, con múltiples despertares, es una de las pesadillas más duras de soportar). En todo caso, si su hijo padece de insomnio, atienda los siguientes consejos:

-Se debe evitar estar siempre prestando atención al niño en las horas de la noche, de lo contrario, el niño puede llegar a depender de la atención y desvelarse si se le priva de la misma.

-Cuando los niños tienen dificultad para quedarse dormidos, los padres deben asegurarse de que no están siendo distraídos por ruidos innecesarios. La radio encendida con música suave puede ayudar a aplacar los ruidos inquietantes.

-No se debe enviar al niño a la cama como castigo, ya que esto puede ocasionarle problemas para conciliar el sueño debido al miedo.

-A los niños nunca se les deben administrar medicamentos para dormir sin previa consulta médica. Generalmente no es muy prudente tratar los problemas de insomnio en los niños con medicamentos.

# EJERCICIOS PARA CONCILIAR EL SUEÑO

## EJERCICIOS PARA CONCILIAR EL SUEÑO

Diversas culturas han diseñado ejercitaciones específicas para combatir la falta de sueño. Realizar una actividad física adecuada y mantener al cuerpo sano siempre han ayudado al buen dormir. Pensemos, por ejemplo, en un día de playa: nos la pasamos al sol, corriendo o paseando, nos bañamos en el mar… por la noche nos sentimos cansados y nos dormimos profundamente.

Pero no solo el ejercicio físico que nos cansa es el que conduce al sueño. Existen ejercitaciones específicas que llevan a la relajación y, como consecuencia, de esta al sueño.

En este capítulo comenzaremos presentando todo aquello que tiene que ver con la ejercitación física para combatir el insomnio y luego presentaremos algunas técnicas milenarias (el yoga, el reiki) que nos ayudarán a relajarnos y a "entregarnos a Morfeo". En todo caso, antes de realizar actividad alguna, consulte a su médico de cabecera.

# INSOMNIO Y EJERCICIO FÍSICO

Las personas cuyo trabajo requiere esfuerzo mental y es sedentario sufren más del insomnio que las personas cuyo trabajo requiere un esfuerzo físico.

Es que para dormir bien no es suficiente que la mente se canse durante el día; el cuerpo también necesita sentirse cansado. Solo quince minutos de ejercicio al día le proporcionarán a su cuerpo la actividad física y el oxígeno que necesita para relajarse y dormir mejor.

Si es capaz de hacer treinta minutos de ejercicios diarios, mucho mejor. No tiene por qué ser ningún un deporte en especial: un paseo de media hora todos los días supone una excelente forma de hacer ejercicio y está al alcance de la mano de cualquiera.

Es preferible hacer el ejercicio durante el día, pero si lo hace por la noche debe ser al menos dos horas antes de acostarse. De lo contrario, la excitación física que genera el ejercicio le impedirá conciliar el sueño de manera adecuada.

# YOGA PARA EL INSOMNIO

El yoga, la antiquísima práctica hindú, lleva milenios ejercitándose y obteniendo sorprendentes beneficios para la salud con sus técnicas para la respiración y la relajación.

El tipo de relajación que propone el yoga es aquella que necesita todo aquel que padece de insomnio. Permite poner la mente, como se dice, en blanco, y alejar las preocupaciones a través de la actividad física y la búsqueda del equilibrio y el autoconocimiento.

El yoga nos propone que mejoremos nuestra calidad de vida a través de una serie de prácticas. Éstas, además de redundar en beneficios de todo tipo, le permitirán conciliar el sueño si padece de insomnio y lo ayudarán a sentirse fuerte y elástico.

En estás líneas aspiramos solo a animarle a profundizar y a interesarse por estas técnicas milenarias. Lo haremos proponiéndole una ejercitación yóguica para la relajación.

En todo caso, practique y no tema: el yoga no es cuestión de creer o no creer. Sus resultados están a la vista desde hace miles de años.

### • PASO 1. UN SITIO APROPIADO Y UNA RESPIRACIÓN RELAJANTE

Prepare un sitio cómodo y tranquilo; sin interrupciones ni ruidos. Puede tenderse en una cama boca arriba, o en una manta en el suelo.

Concéntrese unos minutos en su respiración. Déjese llevar por ella. No fuerce nada. Lenta, profunda y silenciosa. Piense solo en su respiración durante cinco minutos. Primero concéntrese en hacer una espiración lenta y profunda. Deje entrar el aire en sus pulmones lentamente mientras inspira, luego expire. Ensaye una respiración completa.

Céntrese primero en la respiración abdominal, sienta cómo el diafragma desciende suavemente cuando inspira. Concéntrese en hacer una respiración relajada, silenciosa.

Sienta que respira con su cuerpo, sienta que sus ojos respiran, su cara, su frente, sienta que respira con sus órganos internos, con su garganta, sus pulmones, su vientre, sus músculos. Tome conciencia de que todas las células de su cuerpo están respirando. Haga esto durante diez minutos aproximadamente.

### • PASO 2. DÉJESE LLEVAR POR LA GRAVEDAD

Vaya tomando conciencia de su cuerpo mientras respira lenta, profunda y silenciosamente. Sea consciente de las fuerzas de la gravedad, de la tierra que nos atrae. Deje que cada músculo de los pies, las piernas, los muslos, la espalda, los hombros, el cuello y la cabeza sea atraído por la gravedad.

Sienta cada músculo muy pesado, aleje de su mente cualquier necesidad de contracción muscular. Concentre su pensamiento en la relajación. Deje que a sus pies, piernas y muslos los atraiga el suelo. Mantenga sus brazos extendidos hacia arriba, su cuello sin tensión. Tres minutos.

- **PASO 3. RELAJE LOS PIES, LAS PIERNAS Y LOS MUSLOS**

Vaya dejando su respiración relajada y su cuerpo y centre su mente en partes muy concretas.

Primero los pies: sus dedos, uno a uno. Relájelos, abandone cualquier tensión que exista, relaje dedo a dedo, sienta calor conforme note su relajación, su respiración, lentamente vaya relajando la planta del pie, los talones, cada tobillo, los gemelos de las piernas, sienta su pesadez, la de sus muslos, la de su zona lumbar.

No siga hasta que haya desaparecido cualquier tensión o signo de contracción muscular de las extremidades inferiores, observe mental y pasivamente cómo respiran. Seis minutos.

- **PASO 4. LA RELAJACIÓN DE LA ESPALDA, EL CUELLO, EL VIENTRE, LA CAJA TORÁCICA, EL PECHO Y LOS HOMBROS**

Siga concentrándose en la relajación de cada músculo, relajándolos, sintiendo su descanso, su respiración. En realidad es su estado natural. Aleje de cada músculo la tensión, no hay necesidad de ella.

Su cerebro ayuda a cada músculo a recuperar su estado natural en posición de descanso; cuando llegue a la espalda, concéntrese vértebra a vértebra, sienta que se ensancha y se extiende, deje que el diafragma dé un masaje suave al abdomen al respirar, relajándolo del todo, retire del cuello alguna rigidez que todavía quede. Ocho minutos.

- **PASO 5. RELAJE LAS MANOS Y LOS BRAZOS**

Concéntrese en sus manos. Primero inicie la relajación de sus dedos, uno a uno. Pase luego a relajar las palmas de sus manos, sus muñecas, sus antebrazos y brazos. Ocho minutos.

- **PASO 6. RELAJE LA CABEZA Y LA CARA**

Tómese un tiempo muy especial para relajar a su cabeza de forma muy minuciosa. Empiece por relajar las mandíbulas, la lengua, los labios.

Relaje los músculos de sus ojos; sus cejas y sus pestañas. Sienta su frente amplia, relajada. Relaje los cabellos y el cuero cabelludo. Seis minutos.

### • PASO 7. RELAJE LOS ÓRGANOS INTERNOS

Sienta su respiración y relajación. Vaya sintiendo la unidad de su cuerpo. Viaje por su cuerpo y observe que el mismo está casi perfectamente relajado.

Relaje su estómago, su corazón, sus intestinos; relaje su páncreas, su esternón, sus pulmones...

Respire profundamente y relaje el cuerpo entendiendo a este como un todo interconectado. Vaya abandonando su cuerpo ya perfectamente relajado, deje que su mente se recree con imágenes plácidas (piense en el agua, en el cielo, en los colores de la naturaleza). Dos minutos.

### • PASO 8. LOGRE LA RELAJACIÓN TOTAL

Abandone mentalmente su cuerpo, deje su mente flotar, viajar por el espacio, por un bosque; perciba la luz, sienta el aire limpio que lo rodea; llénese de pureza y paz.

Sienta que cambia de tamaño conforme camina. Sienta que todo lo que le rodea tiene un tamaño enorme (los árboles, los troncos, las hojas, siéntase una abeja que vuela, disfrute de la placidez de los animales pacíficos: una ardilla, un pájaro).

Perciba dimensiones de gran tamaño, disfrute de los detalles, de las formas de las hojas, de los colores de las flores, del tamaño inmenso de las flores, de las gotas de agua de una escarcha, del olor a humedad de la tierra, recorra los tallos de las plantas, mire hacia arriba los inmensos árboles.

Camine y hágase un gigante de aire; vea una dimensión diferente; vea pequeños los árboles, las casas, los pueblos, respire mucho aire, flote. Navegue por las estrellas, por el espacio infinito. Hágalo todo el tiempo que quiera... y que disfrute.

Comprobará que el yoga es uno de los mejores remedios para el nerviosismo, la tensión, el estrés. Comprobará que se puede dormir plácidamente si nuestra relajación es total, comprobará por qué desde hace miles de años los hindúes vienen perfeccionando estas técnicas.

# INSOMNIO Y SOFROLOGÍA

La sofrología es una técnica de relajación que, si bien no es milenaria como el yoga, ha demostrado su valía en los últimos años. Se centra en el control de los recuerdos, y considera que pensar en cosas agradables puede ayudar a despejar la mente y por lo tanto a alejar al insomnio.

Si prefiere una técnica más moderna, tal vez sea de su agrado. En todo caso, le proponemos una ejercitación sofrológica para lograr el buen descanso.

**-PASO 1:** Acuéstese sobre la cama, busque la mejor posición para dormir, cierre los ojos. Comience a mirar mentalmente todas las partes de su cuerpo que estén en contacto con las sábanas, vuélvase consciente de usted mismo y de toda su anatomía.

**-PASO 2:** Relaje su cuerpo lentamente comenzando por la cabeza. Luego relaje el cuello, la espalda, el vientre, las piernas y termine por relajar los pies. Trate de sentir que un calor invade su cuerpo.

**-PASO 3:** Después de estar completamente relajado, recuerde un evento positivo de su pasado, o una situación en la que haya estado plenamente feliz (un momento agradable junto a sus seres queridos, un paseo especial, una jornada apacible rodeado de sus afectos).
Un sentimiento de bienestar invadirá todo su cuerpo; no deje que otros pensamientos perturben su mente. Una vez alejados los problemas, usted experimentará una sensación de felicidad extrema: así feliz, tranquilo y relajado, podrá vencer el insomnio y dormir fácilmente.

# REIKI E INSOMNIO

El reiki es un método natural y práctico para solucionar problemas de insomnio.

El insomnio suele ser un síntoma de otras dolencias como el estrés, la menopausia, la falta de autoestima, los problemas emocionales, etc.

Por esta razón el reiki es muy eficaz, ya que funciona de dos formas: primero trata los efectos (en este caso el insomnio) y posteriormente actúa sobre las causas que lo generan.

Una sesión de reiki suele producir una sensación de relajación en el paciente que ayuda a fomentar un sueño profundo y relajante después de la misma (y, a veces, durante la sesión en sí).

Esta sensación de relajación completa se convierte, con el paso del tiempo, en un estado fácil de alcanzar, modificando así el estado mental del paciente. A la hora de dormir, el paciente simplemente recuerda las sensaciones vividas durante la sesión para recobrar ese estado relajado, consiguiendo así el sueño que desea.

Después, a medida que el paciente sigue con su tratamiento, el reiki sana la causa del insomnio, reduciendo la ansiedad, cambiando nuestra manera de ver los problemas, sanando las situaciones emocionales complejas, etcétera.

Al reiki se le denomina a menudo Energía Inteligente porque sabe dónde y cómo tiene que actuar sin que el paciente ni el practicante tengan que dirigir esa energía de alguna forma.

Por esta razón, aunque un paciente acuda a una sesión de reiki con el fin de tratar una dolencia concreta como el insomnio, el reiki irá más allá del síntoma y profundizará en sus causales.

Una de las cosas más significativas de la práctica de reiki es la total ausencia de afinidades religiosas, dogmas y creencias. Esto lo hace una herramienta muy eficaz para casos de insomnio infantil, por ejemplo. Los bebes y niños pequeños no creen en nada, pero el reiki actúa sobre ellos de la misma forma (y a menudo mejor) que con los adultos.

Si está interesado en asistir a sesiones de reiki, consulte a su médico. Posiblemente si está usted cubierto por alguna medicina prepaga encuentre en su cartilla médica algún especialista en reiki: en los últimos años la práctica se ha popularizado gracias a sus potentes efectos.

# ALIMENTACIÓN PARA COMBATIR EL INSOMNIO

## ALIMENTACIÓN PARA COMBATIR EL INSOMNIO

65.

La correcta nutrición ayuda a mantener el cuerpo sano, también ayuda al buen dormir. En las próximas páginas le daremos una serie de recomendaciones para alimentarse de manera adecuada y mantener al insomnio alejado.

Pero no tema: no le haremos preparar recetas complicadas ni lo obligaremos a recurrir a gastos excesivos; se puede comer bien, de manera sana, en forma sencilla y barata. Se puede mantener el insomnio alejado alimentándose en forma normal y sin necesidad de recurrir a preparaciones demasiado complicadas.

Pero no solo será importante el qué se come; también será fundamental, para dormir bien, atender a la forma en que se come (no es recomendable, por ejemplo, acostarse justo después de cenar, especialmente si se ha cenado en forma copiosa o excesiva. Lo recomendable es comer por lo menos una hora antes de acostarse; lo ideal, hacerlo dos horas antes). Las variables a tener en cuenta son muchas. Preste atención.

# ALIMENTOS CONTRA EL INSOMNIO

Aunque muchas personas han pasado por la experiencia de pasar una noche sin poder dormir, cuando el insomnio se convierte en una rutina la llegada de la hora de ir a la cama se transforma en un suplicio.

No obstante, algunos alimentos pueden ayudar a que el cuerpo se relaje y descanse mejor. Aquí, algunos consejos:

**-Cuídese en las cenas.**

Una norma de oro que no debería ser pasada por alto es la de no ir a la cama con hambre, ya que un estómago "protestón" es el mejor aliado del insomnio.

Sin embargo, tampoco es aconsejable comer en exceso, puesto que una cena pesada puede desvelar por la indigestión que genera.

Además es recomendable tratar de no comer y acostarse inmediatamente. El Doctor Slaimen, dietólogo y nutricionista árabe, afirma:

Las comidas tardías estimulan la acumulación de grasa durante la noche. Es mejor tomar cenas no demasiado pesadas y con una antelación de unas dos horas antes de ir a dormir.

Los alimentos altos en carbohidratos y azúcares provocan una sensación de somnolencia al poco tiempo de su consumo, pero es necesario tomarlos con medida para evitar que causen un problema de sobrepeso.

**-Consuma carnes y carbohidratos.**

Para provocar el sueño hay pocos alimentos mejores que el pavo. Una buena idea es comprar el pavo, cocinarlo, congelarlo dividido en porciones y acostumbrarse a comerlo a la hora de la cena. Afirma Slaimen:

Este alimento, caliente o frío (en sándwich, por ejemplo), contiene una sustancia que actúa como antidepresivo en el cerebro y se convierte en serotonina, un neurotransmisor que provoca el sueño.

Pero esta sustancia se encuentra también en otros alimentos: todas las carnes y los huevos contienen serotonina (aunque no en tanta cantidad como el pavo). Así que siempre que se consuma carne durante la cena se estará predisponiendo al cerebro para el sueño.

Además, los carbohidratos complejos como las patatas, la calabaza, el arroz, la pasta y similares, también tienen efectos beneficiosos contra el insomnio.

¿Qué ocurre con los vegetarianos? Ellos pueden sustituir la carne por tofu o nueces. Notarán los mismos resultados, ya que ambos alimentos tienen nutrientes y propiedades parecidas en muchos aspectos. En todo caso, si padece de insomnio atienda a los siguientes consejos:

-Los niveles de glucosa son muy importantes para el sistema nervioso y por ello hay que evitar estar durante el día demasiadas horas sin comer. Un zumo, una fruta, un yogur o unos frutos secos a media mañana y a media tarde pueden ser suficientes.

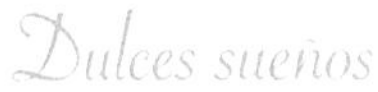

-No conviene cenar ni demasiado tarde ni demasiado fuerte. Hemos de intentar que pasen como mínimo un par de horas desde la cena hasta la hora de ir a dormir.

-Algunas personas duermen mejor tomándose por la noche un vaso de leche con miel. Eso es debido a que el calcio y el triptófano que contiene tienen un efecto relajante. Pero cuidado: a muchas personas les puede ocurrir lo contrario.

-Aquellas personas a las que la leche no les sienta demasiado bien, se pasan la noche con problemas de digestión y duermen peor si la consumen. Pueden probar, para dormir, la leche de avena o almendra.

# BEBIDAS PARA DORMIR

Es muy importante, ya lo dijimos, eliminar el café y el té si se padece de insomnio. Si se los consume en exceso, es necesario ir eliminando las dosis diarias de a poco: bastará con eliminar, primero los de la noche, luego los de la tarde y posteriormente los demás.

También es recomendable dejar de lado las gaseosas, ya que hinchan el estómago y alejan al sueño, especialmente las bebidas cola, que además contienen cafeína.

Pero así como hay líquidos que alejan al sueño, los hay aquellos que pueden ayudar al buen dormir:

No beber alcohol y, si se bebe café, hacerlo cuatro o cinco horas antes de ir a la cama, ya que de lo contrario se interrumpirá el sueño o no se permitirá su normal conciliación, recomienda el Doctor Slaimen; pero además, recomienda tomar zumo de apio, que ayuda a calmar los nervios, y propone probar esta infusión:



---

### INFUSIÓN INDUCTORA DEL SUEÑO DE SLAIMEN

Ingredientes
- Dos partes de romero.
- Dos partes de menta.
- Una parte de nébeda (es una planta herbácea cuyo sabor
  y olor es parecido al de la menta).
- Una parte de manzanilla.

Elaboración
Mezclar bien todos los ingredientes.
Consumir caliente o frío.

Otra alternativa, más sencilla pero igual de beneficiosa, es tomar una mezcla de agua caliente y miel de abeja antes de acostarse.

Pero tampoco será cuestión de dejar todo en manos de la alimentación. Cualquier remedio alimenticio será mucho más efectivo si se complementa con una vida más tranquila y una ejercitación adecuada.

## FITOTERAPIA CONTRA EL INSOMNIO

La fitoterapia trata de curar las enfermedades mediante el uso de plantas diversas. Muchas de las recetas que nos presenta son milenarias: las plantas fueron los primeros medicamentos que utilizó el hombre.

Pero ¿qué tipo de plantas pueden utilizarse para combatir el insomnio?

Una infusión de melisa, pasiflora, azahar, tilo, manzanilla y valeriana suele ser eficaz para combatir el insomnio. Hemos de tener en cuenta que el efecto que generan es progresivo, por lo que no deberemos esperar dormir de un tirón al primer día de haberla consumido. A la semana empezaremos a notar sus efectos. Si bebemos la infusión diariamente a lo largo de todo un mes, los resultados serán, casi con seguridad, óptimos.

Si vemos que durante el día también estamos nerviosos, podemos tomar una infusión más después del almuerzo.

Una gotitas de esencia de lavanda en un trapito o pañuelo junto a nuestra almohada también favorecerán la llegada del sueño.

# LA MEDICACIÓN CONTRA EL INSOMNIO

## LA MEDICACIÓN CONTRA EL INSOMNIO

Si ninguna de las recomendaciones que le dimos hasta ahora le funcionó, si sigue padeciendo la enfermedad de la falta de sueño a pesar de haber probado con ejercicios o cambios de hábitos, probablemente su caso requiera del uso de fármacos o medicamentos inductores del sueño.

Por supuesto, hay que tener mucho cuidado con ellos. Cualquiera de los métodos anteriores que le mencionamos (aquellos que hacen hincapié en los correctos hábitos del dormir, aquellos que proponen ejercicios o el control de la alimentación) seguramente no traerán aparejadas consecuencias indeseadas.

Con el uso de fármacos, esto puede pasar; no es recomendable utilizar medicamentos en forma crónica.

Si el consumo se hace corriente, el cuerpo se hace adicto a los mismos, y se hace imposible dormir si no se los tiene a mano. La dependencia puede ser tanto física como psicológica, pero en la mayoría de los casos la adicción tiene que ver con una combinación de ambas.

En todo caso, consulte siempre a su médico antes de intentar conseguir cualquier tipo de medicamento inductor del sueño. No confíe en recomendaciones que puedan hacerle amigos, allegados o familiares. Recuerde que lo que funciona para determinados organismos puede ser dañino para otros.

Recuerde también que es aconsejable no consumir ningún tipo de medicamento si no es estrictamente necesario hacerlo. Recuerde, por último, que siempre es mejor estar limpio (es decir, no tener ningún tipo de droga en el organismo).

Existen diversos medicamentos que ayudan a conciliar el sueño. La principal preocupación de las personas acerca de tales productos es la posibilidad de adquirir dependencia o adicción a los mismos. Es decir, que si empieza a tomarlos su organismo se acostumbrará a ellos y nunca podrá suspenderlos. Sin embargo, esto no sucede si la persona sigue las recomendaciones de su médico.

Por lo general los inductores del sueño son prescritos por un breve período, que no debe superar de cuatro a ocho semanas. Durante ese lapso son corregidas las causas que pueden precipitar el insomnio y son instauradas las medidas de higiene del sueño.

De esa manera, al suspender el tratamiento con medicamentos hipnóticos habrán desaparecido los factores que impedían conciliar o mantener el sueño. Por ello, no necesitará de ninguna ayuda adicional para dormir bien.

Entre los productos más empleados se encuentran las benzodiazepinas. A este grupo pertenecen el oxazepam, el lorazepam, el triazolam y el midazolam. Una nueva familia de medicamentos son los hipnóticos no benzodiazepínicos.

Entre ellos se incluyen el zaleplón, el zolpidem y la zopiclona. Ciertos antidepresivos también son utilizados con alguna frecuencia, entres los cuales están la trazodona, la amitriptilina y la paroxetina. Por último, las personas con insomnio transitorio pueden encontrar beneficios con el uso de antihistamínicos como la hidroxicina.

Aunque claro, en primer lugar, antes de tomar medicamento alguno, se debe descartar, mediante la exploración física y el examen psicológico, cualquier patología que pueda causar el insomnio.

El correcto tratamiento de este trastorno solo es posible si se determina de manera precisa su origen. En ocasiones el insomnio enmascara un problema de ansiedad o depresión.

Asimismo, debe evaluarse la higiene del sueño del paciente, como la ingestión de bebidas alcohólicas o con cafeína durante la noche; los fármacos que toma para otras patologías; los ambientes ruidosos, mal oxigenados o con temperaturas extremas, y hábitos como el de leer o ver la televisión en la cama.

Estas costumbres deben corregirse antes de comenzar el tratamiento con fármacos. Por otra parte, no deben olvidarse las posibles patologías psicológicas y los antecedentes familiares.

## MEDICAMENTOS ESPECÍFICOS PARA EL INSOMNIO

Primero siempre hay que evaluar qué alteración en el dormir aqueja a un individuo y cuáles son sus orígenes. Es importante aclarar que cuando es secundario o sintomático (es decir, cuando la falta de sueño es producto de un problema orgánico detectado clínicamente), o cuando se deba a una preocupación concreta, solo desaparecerá cuando estas causas desaparezcan.

En el caso de que sea por disturbios psiquiátricos se deberá consultar a un médico de la especialidad; ellos serán los únicos que podrán recetarle algún tipo de psicofármaco que induzca o mejore el sueño.

A los medicamentos debemos recurrir únicamente luego de utilizar los procedimientos higiénico-dietéticos antes mencionados o de hallar la solución de una posible causa clínica (por ejemplo, hay pacientes, sobre todo ancianos, que mejoran su sueño con vasodilatadores, con el cambio de algún medicamento que venían tomando, cuando se le mejoran los problemas físicos, o con el uso de melatonina por las noches).

Se puede intentar con ansiolíticos o sedantes por tiempos cortos, hasta llegar, si se requiriera, al uso de hipnóticos.

Las pastillas para dormir (de venta en farmacias) se deberían usar por un tiempo corto para no crear dependencia porque, además, pueden dejar de hacer efecto con el tiempo e incluso mantener el insomnio que se busca combatir.

Los medicamentos más usados, para tratar el insomnio y en los trastornos de ansiedad, son las llamadas, como dijimos, benzodiazepinas (BZD: clonazepán, bromazepán, lorazepán, alprazolán, nitrazepán, flurazepán, entre otras) pero sabemos que son adictivas y muchas producen un despertar aletargado (o hang over) y disminución de los reflejos, trastornos de la memoria, astenia, etcétera.

El abuso de BZD está muy extendido en nuestras sociedades y no es fácil desarraigarlo, pero tampoco es imposible: sería cuestión de que el Estado inicie una campaña seria para desaconsejar su uso.

Muchas veces se tapan cuadros depresivos larvados que, en la medida en que se enmascaren con sedantes, siguen su curso empeorando el estado anímico. Hay distintas medicaciones de las cuales nos podemos valer para la deshabituación de las BZD:

-Usar por cortos períodos hipnóticos de otra familia de fármacos llamados imidazopiridinas (como el zolpidem y la zopiclona, ahora hay uno nuevo en EE UU: el zaleplon).

-Utilizar ansiolíticos no benzodiazepínicos del tipo neurolépticos a bajas dosis o con antihistamínicos. Suele usarse como ansiolítico un medicamento de acción prolongada como el fluspirileno (en una dosis semanal) que es barato, efectivo y no adictivo.

-Utilizar melatonina, que es una neurohormona, un cronobiótico (regulador de los tiempos biológicos), además de ser un antioxidante que segregamos todos nosotros por las noches (melatos significa negro, oscuridad), que decrece y se altera con la edad y con los cambios de horarios laborales (turnos de noche) o con el jet lag (cambios de husos horarios).

-Hay antidepresivos con acción más sedativa que ayudan a dormir sin la ayuda de BZD, como ser la amitriptilina, la mianserina, el trazodone, y la más novedosa mirtazapina que se da en una dosis única por las noches.

-En casos de cuadros psiquiátricos mayores (esquizofrenia, bipolaridad) con insomnio asociado se indicarán medicaciones específicas para esos cuadros como risperidone, haloperidol, levomepromazina, clozapina.

La orientación médica especializada y las psicoterapias suelen colaborar para la resolución de estos cuadros.

# EL CUIDADO EN EL USO DE MEDICAMENTOS

Hay que tener en cuenta que, en la mayoría de los casos, los medicamentos no son necesarios. El médico puede explorar con el paciente la posibilidad de utilizar medicamentos prescritos si todo lo demás falla, pero solo como última opción.

Algunos antidepresivos como el Elavil (amitriptilina) se pueden usar a la hora de acostarse porque son sedantes, pero requieren prescripción médica. Si el insomnio es causado por depresión, el tratamiento apropiado de esta condición con otros medicamentos apropiados o terapia debería resolver el problema.

Las benzodiazepinas, como el Valium (diazepam) o Ativan (lorazepam), son medicamentos antiansiolíticos que también pueden ayudar a inducir el sueño, pero se deben usar con cautela porque pueden ser adictivos y también requieren prescripción médica.

Actualmente, se dispone de medicamentos más nuevos llamados hipnóticos, como Ambien (zolpidem) y Sonata (zaleplon), los cuales ayudan a reducir el tiempo que se requiere para quedarse dormido, pero es menos probable que sean adictivos como las benzodiazepinas.

Pero ¿qué es exactamente ser adicto a un medicamento?

La adicción, o tendencia al abuso, es la utilización de una sustancia fuera de las normas médicas o sociales a pesar de los efectos que provoca. A menudo se asocia a aumentos de dosis de medicamentos prescritos por el médico. Las personas que presentan cuadros de adicción suelen ser conocidas con el nombre de adictos o drug abusers.

Las benzodiacepinas presentan poco riesgo de abuso excepto en personas adictas al alcohol o a otras drogas. Evidentemente esta situación no suele darse entre los niños con problemas neurológicos ya que no tienen acceso, de forma voluntaria, a la utilización de los mismos.

La dependencia física es el fenómeno farmacológico que da lugar a síntomas clínicos conocidos. El más habitual sería el insomnio de rebote que se produce cuando se suprime de forma brusca una benzodiazepina.

Se denomina síndrome de abstinencia y puede asociarse al fenómeno de la tolerancia. Dicho fenómeno se caracteriza por la necesidad de aumentar la dosis para obtener el mismo efecto terapéutico. Se observa sobre todo con los barbitúricos y el hidrato de cloral, lo mismo que con las benzodiazepinas. Con éstas últimas solo aparece si se usan dosis muy altas durante semanas o dosis muy bajas durante meses y se retiran bruscamente.

Esta es la razón para iniciar una lenta retirada de una benzodiazepina cuando se considera terminado el tratamiento antiepiléptico o hipnótico. Ocasionalmente se han observado casos graves de insomnio de rebote en pacientes epilépticos tratados durante años con benzodiazepinas.

## LAS PASTILLAS PARA DORMIR

Muchas personas consumen pastillas para dormir, pero la mayoría de ellas no lo hace de forma correcta.

¿En qué fallan?

Claro que no lo hacen en la manera de tomar la pastilla, sino que fallan porque carecen de control médico adecuado. Es que muchas de ellas han comenzado a consumir la pastilla sin que un médico se la haya recetado; han llegado a ella a través de los consejos de amigos o parientes (bienintencionados, claro; pero no por eso médicos).

En general, si se prescriben por un médico entrenado y con control periódico, no hay problemas mayores para ir dejándolas cuando el problema de insomnio se haya superado, pero sí puede haberlos cuando se llega a ellas a través de la automedicación o cuando se siguen los consejos de un amigo o de la tía.

Pero incluso cuando se llega al uso de pastillas por prescripción médica, ellas no son la panacea; la mayoría de los psiquiatras recomienda cambios en los hábitos de vida, a veces en combinación con uso de medicaciones por cortos períodos para cortar el círculo de noches sin sueño. Es claro: las pastillas solas no bastan, las pastillas solas no solucionan un problema de insomnio, pueden ayudarlo a dormir una noche, pero no curar su insomnio.

En una encuesta reciente del grupo Gallup, consultados trescientos expertos en trastornos de sueño, la mayoría (69%) respondió que consideraba a los tratamientos combinados como los más efectivos para el insomnio de corto tiempo, comparados con los métodos conductuales (18%) o medicación (32%) como únicos recursos.

La terapéutica del insomnio debe ser encarada desde varios ángulos atendiendo a la multicausalidad de este extendido fenómeno que, como dijimos antes, aqueja a mucha gente en alguna etapa de su vida, especialmente en la ancianidad.

En todo caso, si padece de insomnio, atienda a los siguientes consejos.

-Los medicamentos deben emplearse como último recurso.

-Los medicamentos de venta libre para dormir pueden tener efectos secundarios, incluyendo un efecto de resaca a la mañana siguiente (un efecto similar al que siente el cuerpo después de haber consumido alcohol en exceso).

-Se deben evitar todos los sedantes, incluyendo las benzodiazepinas, durante el embarazo.

# Epílogo

El insomnio es, como vimos, un padecimiento frecuente en la población de las grandes urbes, que tiene enormes repercusiones en el bienestar y productividad de las personas. En algunos casos es producido por factores externos o enfermedades que padecen los individuos.

Sin embargo, en muchos otros es desencadenado por una serie de hábitos y creencias equivocados. El pronóstico suele ser bueno cuando es instaurado un tratamiento adecuado, comenzando por corregir las causas probables. Por medio de la higiene del sueño, la ejercitación y la alimentación adecuada, y la administración oportuna de medicamentos (cuando el médico lo considere necesario), la inmensa mayoría de las personas retornarán a su patrón normal de sueño en el transcurso de pocas semanas.

Esperamos que este recorrido por el mundo del insomnio le haya resultado, como mínimo, didáctico y entretenido.

Para cerrar, lo dejamos con algunos consejos. Al finalizar ellos encontrará unos breves párrafos que intentarán poner negro sobre blanco en todo lo que hace al problema del insomnio (es decir: estarán dedicados a desterrar mitos infundados y creencias erróneas).

# CONSEJOS PRÁCTICOS

Si a pesar de todo no puede dormir, atienda a estos consejos:

- **TOME UN BAÑO CALIENTE ANTES DE ACOSTARSE**
Tomar un baño caliente es una forma excelente de relajar el cuerpo y su mente. Es importante que el agua no esté demasiado caliente, no queremos que su cuerpo se agote, sino que se relaje en un baño de agua templado.
Puede utilizar sales de baños especiales para la relajación. Las sales de lavanda son las mejores, representan un remedio natural contra el estrés y además ayudan a eliminar las toxinas del cuerpo. Si quiere, ponga música clásica y encienda unas velas para que el ambiente acompañe su deseo de relajación.

- **HÁGASE APLICAR UN MASAJE**
Un masaje relajante puede ayudarle a tranquilizarse y a evitar el trastorno de no poder dormirse. Si tiene la suerte de estar acompañado por la noche, dígale a su pareja que le haga un masaje relajante.
Es importante que la persona encargada de hacerle el masaje se centre en su espalda, su nuca y su cabeza, en estas zonas, debe hacer un masaje suave, lento, sensible y firme con el fin de sacar la tensión de sus músculos y tranquilizarlo.
Puede utilizar cremas y lociones especiales que lo ayuden a relajarse. También puede combinar unas técnicas de relajación con el masaje, lo que le proporcionará un estado de bienestar y relajación que llamará al sueño.

- **ESCUCHE MÚSICA RELAJANTE**
Ponga música relajante para dormir con mayor facilidad. Elija la música que más lo relaje (si no sabe qué elegir, pruebe con las Variaciones Goldberg, de Johann Sebastian Bach, que fueron escritas a pedido de un noble, de apellido Goldberg, que no podía dormir por

la noche. Bach le compuso una música especialmente destinada a lograr el sueño. El intérprete más recomendable de las Variaciones es Glenn Gould).

Existen también CDs diseñados especialmente para fomentar el sueño y relajar a los oyentes. Algunos contienen sonidos relajantes como el ruido de las olas que se rompen en la playa, o el de los latidos del corazón o sonidos que representan el ruido que todos escuchamos desde el útero cuando empezamos a tener vida.

Si utiliza este remedio, lo mejor es que su equipo de música tenga una función que permite que se apague a la media hora o cuando se termine la música elegida. Si tiene que levantarse para apagar el aparato se perderá una gran parte del beneficio aportado por las melodías o el ritmo de los sonidos que le ayuden a relajarse.

## • CUENTE OVEJAS

Un antiguo y conocido remedio para curar el insomnio es el contar ovejas (saltando la verja). Pero, ¿por qué funciona este remedio?

El contar ovejas basa su eficacia en el hecho de que, a veces, el sueño no viene porque una idea repetitiva se le impone al insomne. Si se cuentan ovejas se produce un desplazamiento: se impone un nuevo pensamiento recurrente, pero ya despojado de la carga conflictiva con la que contaba el desplazado.

Así, el sueño llega (claro, no es obligatorio que lo que cuente sean ovejas. Puede, si lo desea, contar cabras, o perros, o tigres).

# MITOS Y REALIDADES

En el insomnio, como en todo, hay creencias infundadas. Es importante, entonces, consultar con especialistas. Muchas veces los conocidos o allegados se manejan con informaciones erróneas, muchas veces se equivocan por no conocer a fondo el asunto sobre el que hablan.

Desterremos entonces aquellas creencias falaces señalando la distancia que existe entre mitos y realidades.

- Mito: Es malo dormir menos de ocho horas al día.
- Realidad: Cada persona tiene necesidades diferentes de sueño. Para algunos es suficiente con cuatro en la noche, mientras que otros requieren hasta nueve horas para lograr un descanso satisfactorio.

- Mito: Si tomo pastillas para dormir voy a depender de ellas toda la vida.
-Realidad: Las pastillas para dormir hacen parte de un tratamiento amplio del insomnio, que incluye también aspectos como la higiene del sueño y el control de las causas que generaron el problema. En ese sentido, después de cuatro a ocho semanas pueden suspenderse sin mayor inconveniente. No obstante, si la persona se autoformula o no sigue las recomendaciones del médico sí hay riesgo de que necesite las pastillas en forma permanente.

- Mito: Tomar un trago de licor en la noche ayuda a dormir mejor.
- Realidad: El alcohol no ayuda a mejorar el insomnio. Por el contrario, induce un sueño demasiado liviano que no facilita el descanso corporal.

- Mito: Si sufro insomnio no debo acostarme hasta que no tenga sueño.
- Realidad: Permanecer levantado hasta altas horas de la noche favorece el insomnio. Es mejor acostarse siempre a la misma hora para acostumbrar al organismo. Solo si pasan más de treinta minutos y continúa despierto levántese por un rato y vuelva a intentar dormir luego.